Heidi Keller

Kinderalltag

Kulturen der Kindheit und ihre Bedeutung für Bindung, Bildung und Erziehung

Heidi Keller

Kinderalltag

Kulturen der Kindheit und ihre Bedeutung für Bindung, Bildung und Erziehung

Mit 62 Abbildungen

Springer

Professor Dr. Heidi Keller
Universität Osnabrück
Fachbereich Humanwissenschaften
Institut für Psychologie
Fachgebiet Entwicklung und Kultur
Artilleriestraße 34
49076 Osnabrück
Deutschland

ISBN   978-3-642-15302-0   Springer Medizin Verlag Berlin Heidelberg

Bibliografische Information der Deutschen Nationalbibliothek
Die Deutsche Nationalbibliothek verzeichnet diese Publikation in der Deutschen Nationalbibliografie; detaillierte bibliografische Daten sind im Internet über http://dnb.d-nb.de abrufbar.

Dieses Werk ist urheberrechtlich geschützt. Die dadurch begründeten Rechte, insbesondere die der Übersetzung, des Nachdrucks, des Vortrags, der Entnahme von Abbildungen und Tabellen, der Funksendung, der Mikroverfilmung oder der Vervielfältigung auf anderen Wegen und der Speicherung in Datenverarbeitungsanlagen, bleiben, auch bei nur auszugsweiser Verwertung, vorbehalten. Eine Vervielfältigung dieses Werkes oder von Teilen dieses Werkes ist auch im Einzelfall nur in den Grenzen der gesetzlichen Bestimmungen des Urheberrechtsgesetzes der Bundesrepublik Deutschland vom 9. September 1965 in der jeweils geltenden Fassung zulässig. Sie ist grundsätzlich vergütungspflichtig. Zuwiderhandlungen unterliegen den Strafbestimmungen des Urheberrechtsgesetzes.

SpringerMedizin
Springer-Verlag GmbH
ein Unternehmen von Springer Science+Business Media
springer.de

© Springer-Verlag Berlin Heidelberg 2011

Produkthaftung: Für Angaben über Dosierungsanweisungen und Applikationsformen kann vom Verlag keine Gewähr übernommen werden. Derartige Angaben müssen vom jeweiligen Anwender im Einzelfall anhand anderer Literaturstellen auf ihre Richtigkeit überprüft werden.

Die Wiedergabe von Gebrauchsnamen, Warenbezeichnungen usw. in diesem Werk berechtigt auch ohne besondere Kennzeichnungnicht zu der Annahme, dass solche Namen im Sinne der Warenzeichen- und Markenschutzgesetzgebung als frei zu betrachten wären und daher von jedermann benutzt werden dürfen.
Planung: Monika Radecki, Heidelberg

Planung: Monika Radecki, Heidelberg
Projektmanagement: Barbara Karg, Heidelberg
Lektorat: Barbara Buchter, Neuenbürg
Umschlaggestaltung: deblik Berlin
Einbandabbildungen: links: © John Steel / shutterstock; rechts: © Nicolas Mönkediek
Satz: Crest Premedia Solutions (P) Ltd., Pune, India

SPIN: 80018533

Gedruckt auf säurefreiem Papier   2126 – 5 4 3 2 1 0

Vorwort

»Es gibt nichts Praktischeres als eine gute Theorie«, schrieb Kurt Lewin (1947) einer der bedeutenden deutschen Psychologen, der in der Nazizeit in die USA emigrieren musste. Das heißt, dass gute Theorien praxistauglich sein müssen. Entsprechend hat mich die Überprüfung unserer theoretischen Annahmen nicht nur in der Forschung, sondern auch in der Anwendung schon immer interessiert. 1986 habe ich zum ersten Mal mit einer Familie gearbeitet, in der nicht alles so rund lief, wie sie es erhofft hatte. Die Eltern, die mit Anfang 30 bereit waren, ein Kind zu bekommen, waren von der Realität überfordert, in der nicht alles so bilderbuchhaft war, wie erwartet. Die Familie hatte sich an mich gewandt, ihnen aus dieser Krise zu helfen, und ich nahm die Herausforderung an. Ich war selbst davon überrascht, wie viel ich mit meinen in Verhaltensbeobachtung geschulten Augen sah. Mit Hilfe von Videospiegelungen konnte ich den Eltern helfen, sich selbst und ihr Baby aus einer anderen Perspektive zu sehen und die Problemlagen zu überwinden. Aus solchen Einzelfällen ist die Babysprechstunde Osnabrück entstanden, eine Beratungsstelle für Familien mit Kindern zwischen 0 und 3, die sehr erfolgreiche Beratungsarbeit leistet (z. B. http://nifbe.de).

Als wir die Arbeit im Niedersächsischen Institut für Frühkindliche Bildung und Entwicklung aufgenommen haben, trat ein weiterer Anwendungsbereich in den Blickpunkt: frühe Erziehung und Bildung in Kindertageseinrichtungen. Durch vielfältige Rückmeldungen haben wir festgestellt, dass Informationen über kulturelle Vorstellungen und Praktiken auf allen Ebenen der vorschulischen Entwicklung und Erziehung dringend notwendig sind. Das kann natürlich nicht bedeuten, Rezepte zu entwickeln und messgenau anzuwenden. Hier sind verschiedene Schritte notwendig – Information ist der erste, Reflexion der viel bemühten Haltungen der nächste und Integration im Sinne von gelebter Multikulturalität das Ziel. Auf diesem Weg soll das vorliegende Buch eine Hilfe sein – Hilfe zur Information und Hilfe zur Reflexion.

Das Buch basiert auf unseren Forschungen in verschiedenen kulturellen Kontexten, hier insbesondere auf deutschen Mittelschichtfamilien und westkamerunischen Nso-Bauernfamilien. Diese beiden kulturellen Kontexte stellen Prototypen unterschiedlicher Vorstellungen von Entwicklung und Erziehung dar. Ihre Kontrastierung hilft uns dabei enorm, Kultur überhaupt zu erkennen, denn normalerweise fällt uns das Vertraute, das »Normale« nicht auf. Aber es gibt unterschiedliche Normalitäten, die jeweils für sich Wahrheitsanspruch reklamieren. Was nun? Ich hoffe, dass dieses Buch dabei hilft, die Realität unterschiedlicher Wahrheiten zu erkennen und zu reflektieren.

Natürlich ist das Ergebnis nicht mein Verdienst alleine, wenn auch alle Fehler, die hoffentlich nicht vorhanden sind, in meine alleinige Verantwortung fallen. Mein erster Dank gilt daher den Familien in verschiedenen deutschen Städten und den kamerunischen Nso-Bauernfamilien, die mit uns seit Jahren ihren Alltag teilen und uns ihre Kultur verständlich machen. Ebenfalls danken möchte ich meinen wunderbaren Mitarbeitern und Mitarbeiterinnen, die mit großer Kompetenz und großem Engagement mit mir zusammenarbeiten und unsere Theorie und deren Anwendungen mit ihren Ideen und ihrer Kreativität weiterentwickeln. Im Text sind verschiedene ihrer Beiträge erläutert. Und in den Abbildungen sind z. T. Forschungsergebnisse aus gemeinsamen Arbeiten dargestellt. Auf unseren Universitäts- und nifbe-Hompages kann man sich über ihre Arbeit weiter informieren. Wenn ich im Text »wir« schreibe, beziehe ich mich ausdrücklich auf meine Arbeitsgruppe.

Seit 1989 arbeitet Marita Bojang mit mir zusammen und hatte wesentliche Anteile an allen Büchern, die in dieser Zeit entstanden sind. Ihr möchte ich ein ganz besonderes Dankeschön für ihre wertvolle Hilfe bei der Erstellung des Manuskriptes aussprechen, sowohl als kritische Leserin als auch als unersetzliche Hilfe bei der Erstellung des Manuskriptes. Relativ neu bei uns ist Nicolas Mönkediek. Er hat sich schnell eingearbeitet und ist in kürzester Zeit ein wertvolles Mitglied unseres Teams geworden. Er hat die Abbildungen hergestellt und technisch bearbeitet. Schließlich möchte ich allen Familien ganz herzlich danken, die uns Ihre Fotos zur Verfügung gestellt haben, damit das vielleicht trockene Wort bildlich dargestellt werden kann und so zur Vermittlung der Botschaft beiträgt.

Allen Lesern und Leserinnen wünsche ich Spaß bei der Lektüre und vielleicht das ein oder andere Aha-Erlebnis.

Heidi Keller
Osnabrück, im März 2011

Inhaltsverzeichnis

I	**Die Beziehung von Entwicklung und Kultur**	1
1	Einführung: die Wissenschaft vom Alltagsleben	3
2	Kultur und Kontext – eine untrennbare Allianz	7
3	Kultur definiert die menschliche Natur	13
4	Autonomie und Verbundenheit sind menschliche Grundbedürfnisse	15
5	Erziehungsstrategien als generationenübergreifende Weitergabe von Kultur	23
II	**Kulturen elterlicher Strategien**	31
6	Die evolutionäre Ausstattung zum Elternsein	33
7	Eltern auf Distanz – Blickkontakt, Sprache und Objekte: die westliche Mittelschichtfamilie	49
8	Zwischen mich und mein Baby darf kein Blatt passen: die traditionelle Bauernfamilie	57
9	Unterschiedliche Schwerpunkte elterlicher Aufmerksamkeit: Entscheiden, wählen und wünschen oder sitzen, stehen und laufen?	65
9.1	Motorisches Training: Sitz-, Steh- und Laufübungen im Hof und auf dem Feld	66
9.2	Kognitives Training mit allen Sinnen	68
10	Lächle doch mal mit der Mama oder verzieh' bloß keine Miene: der Ausdruck positiver Emotionen	77
11	Väter und Säuglinge	85
III	**Entwicklungskonsequenzen. Die Auswirkungen der frühen Erfahrungen**	91
12	Entwicklung im ersten Lebensjahr – früh sprechen oder früh laufen?	93
13	Die Beziehungsmatrix der Einjährigen: Bindung ist nicht gleich Bindung	101

14	**Kulturspezifische Entwicklungspfade**	111
15	**Das sprachliche Universum: Autonomie oder Didaktik?**	119
16	**Die ersten Bilder von sich selbst: Kinder zeichnen sich und ihre Familien**	125
IV	**Erziehung, Bildung und Beratung**	131
17	**Normalität und Realität – die Bedeutung der kulturellen Natur**	133
18	**Die Welt der Orientierungspläne und pädagogischen Leitlinien**	139
19	**Autonome Verbundenheit: eine tragfähige Vision?**	151
	Literaturverzeichnis	161
	Stichwortverzeichnis	167

Die Beziehung von Entwicklung und Kultur

Kapitel 1 Einführung: die Wissenschaft vom Alltagsleben – 3

Kapitel 2 Kultur und Kontext – eine untrennbare Allianz – 7

Kapitel 3 Kultur definiert die menschliche Natur – 13

Kapitel 4 Autonomie und Verbundenheit sind menschliche Grundbedürfnisse – 15

Kapitel 5 Erziehungsstrategien als generationenübergreifende Weitergabe von Kultur – 23

Einführung: die Wissenschaft vom Alltagsleben

Entstehung von Verschiedenheit

Dieses Buch handelt von Kultur, besser gesagt von Kulturen. Damit soll ein Bewusstsein geschaffen werden für Unterschiedlichkeit: Unterschiedlichkeit von Werten und Normen, Unterschiedlichkeit von Lebensstilen und Umgangsformen – und für die Berechtigung dieser Unterschiede. Viele Menschen sind in ihrem beruflichen Alltag mit kulturellen Unterschieden befasst, Lehrer und Lehrerinnen, Erzieher und Erzieherinnen, Mitarbeiter und Mitarbeiterinnen in Behörden, Ärzte und Ärztinnen in ihren Praxen, Berater und Beraterinnen in psychologischen und sozialpädagogischen Einrichtungen, Eltern auf dem Spielplatz. Die politisch korrekte Bezeichnung für den Umgang mit diesen Unterschieden hat viele Namen: Multikulturalität, Interkulturalität, Transkulturalität, Transdifferenz, Hybridität usw. – von Integration war lange Zeit die Rede, dann von Diversität und nun von Inklusion. **Inklusion** geht von Verschiedenheit als Selbstverständlichkeit aus. Das tun wir auch und fügen hinzu, dass Unterschiedlichkeit auch Gleichwertigkeit bedeuten muss – und davon scheinen wir doch noch sehr weit entfernt zu sein, trotz aller Bemühungen. Drückt die Dynamik der Benennungen im Umgang mit Unterschiedlichkeit vielleicht eine gewisse Hilflosigkeit aus in der Spannung zwischen Anspruch und Wirklichkeit, in dem Verhältnis politischer Korrektheit und der alltäglichen Wirklichkeit? In diesem Buch stellen wir einen Zugang zum Verständnis von Unterschiedlichkeit vor mit dem Ziel, die Inklusion im erzieherischen und beraterischen Alltag voranzubringen. Bisher gehen die Ansätze und Programme in ihren vielfältigen Bemühungen von Verschiedenheit als Fakt aus. Das ist zwar richtig, setzt aber vielleicht ein bisschen zu spät an – wir möchten aufzeigen, wie Verschiedenheit entsteht und an welche Bedingungen die verschiedenen Entstehungsgeschichten gekoppelt sind. Damit stellen wir dem pädagogischen und erziehungswissenschaftlichen Ansatz einen grundsätzlich entwicklungspsychologischen Zugang gegenüber. Die Entwicklungspsychologie möchte Verhalten und Erleben von Menschen beschreiben, erklären und vorhersagen. Um die Diversität menschlicher Lebensverläufe mit den damit verbundenen Wertvorstellungen und Normorientierungen verstehen zu können, müssen wir sprichwörtlich vorne anfangen, d. h. im Säuglingsalter. Entsprechend werden wir in diesem Buch unterschiedliche Entwicklungspfade in der frühen Kindheit beschreiben, die an sehr unterschiedlichen kulturellen Vorstellungen orientiert sind.

Bedeutung der frühen Kindheit

Die Beschäftigung mit der frühen Kindheit auf dem Weg zur Inklusion ist aus verschiedenen Gründen notwendig. Einmal spielen in keinem anderen Lebensabschnitt die Umwelt und deren

Einführung: die Wissenschaft vom Alltagsleben

Einflüsse eine so große Rolle für die Entwicklung des Menschen – erstaunlicherweise werden im weiteren Lebensverlauf genetische Einflüsse immer bedeutender. Zum anderen sind die ersten 5 bis 10 Lebensjahre die Zeit, in der wir die Grunddimensionen unserer Identität entwickeln, die einen nachweislich stabilen und nicht leicht zu verändernden Grundstock für unsere Persönlichkeitsentwicklung darstellen. Wir beschreiben die Sozialisationsmuster von zwei unterschiedlichen prototypischen Kulturen, die beide in unserer Gesellschaft bedeutsam sind – die Philosophie der hoch formal gebildeten Mittelschicht, die auch die öffentliche Kultur informiert, und die Philosophie von Menschen mit einem formal niedrigen Bildungsniveau, die häufig aus ländlichen/dörflichen Lebenszusammenhängen anderer Länder nach Deutschland einwandern. Wir zeigen auf, wie diese unterschiedlichen frühen Erfahrungen Auswirkungen auf die Entwicklungspfade der Kindheit haben. Wir beschäftigen uns dann damit, welche Auswirkungen die gesellschaftliche Konfrontation dieser verschiedenen Philosophien auf das Gesundheits-, Erziehungs- und Bildungssystem hat. Im letzten Kapitel zeigen wir dann konkrete Wege der Inklusion und Integration verschiedener kultureller Modelle auf. Doch bevor wir damit beginnen, müssen wir uns mit dem Konzept der Kultur und seiner Relevanz im Alltagsleben beschäftigen.

Wenn wir an Kultur denken, fallen uns Gemälde, Gedichte, Musik, Lieder ein. Kultur ist der Sammelbegriff für die Produkte, die der menschliche Geist erschafft, die uns ästhetisch ansprechen (oder auch abschrecken), politisch aktivieren oder beruhigen, entspannen, erregen. Diese »Kulturfähigkeit« des Menschen, also das Erschaffen und auch das Erleben kultureller Produkte, wird häufig als Alleinstellungsmerkmal des Menschen in der Artenreihe angeführt.

Die Sachlage ist jedoch viel komplizierter. Dass unsere nächsten Verwandten, die Bonobos, Schimpansen, Gorillas über Kultur verfügen, kann heute nicht mehr geleugnet werden – aber hier handelt es sich um eine andere Konzeption von Kultur. Es geht nicht um Opern oder Skulpturenparks, es geht um **Alltagskultur**, um Werkzeuggebrauch und Traditionen, um die Weitergabe kultureller Techniken wie das Ameisenangeln, das Kartoffelwaschen oder das Nussknacken. Schimpansen an der Elfenbeinküste z. B. stöbern Ameisen auf, bringen sie dazu, sich an einem Stock festzubeißen und verschlucken sie blitzschnell. Ebenfalls an der Elfenbeinküste benutzen Schimpansen Steine und Äste als Hämmer, um damit Nüsse zu knacken. Mütter geben diese Technik an ihren Nachwuchs weiter, was mit jahrelangen Lernprozessen verbunden ist. Rotgesichtmakaken in Japan haben das Waschen von Kartof-

Alltagskultur

feln in Salzwasser »erfunden« und geben auch diese Technik von Generation zu Generation weiter.

In diesem Buch geht es um diese Alltagskultur, die Traditionen und die Weitergabe von Generation zu Generation beim Menschen, insbesondere die alltägliche Kultur des Erziehens kleiner Kinder. Und diese Kultur ist offensichtlich in unserem evolutionären Erbe verankert. Die Kenntnis der Alltagskulturen – der eigenen und der fremden – sind für Entwicklungs- und Bildungsprozesse in Gesellschaften, in denen verschiedene Alltagskulturen praktiziert werden, eine unabdingbare Notwendigkeit.

Bevor wir uns diesem Thema näher zuwenden, ist es notwendig, erst einmal einige begriffliche Klärungen vorzunehmen. Dazu werden im Folgenden zunächst die wesentlichen Merkmale von Kultur beleuchtet, die unser Verständnis ausmachen.

Kultur und Kontext –
eine untrennbare Allianz

Soziodemografische Merkmale (formale Bildung) und Kultur

Menschen, die in ähnlichen Lebensumständen leben, haben auch ähnliche Vorstellungen vom Leben und teilen Haltungen, Werte und Normen. Ähnliche Lebensumstände sind definiert durch das Niveau der formalen Bildung – also Fragen wie: Hat jemand Abitur und studiert oder hat ein Studium abgeschlossen, einen Hauptschulabschluss und eine Ausbildung, eine abgebrochene Schulkarriere, keine Schulbildung? Diese Parameter, die hier natürlich sehr vereinfachend zusammengefasst sind und keinesfalls als inhaltliche oder gar wertende Kategorien missverstanden werden dürfen, haben Auswirkungen auf die Familienbildung und Reproduktionsgeschichte von Individuen. Es ist eine erstaunliche und auch teilweise paradoxe Situation, dass mit der formalen Schulbildung und der damit einhergehenden beruflichen Konsolidierung und ökonomischen Sicherheit die Kinderzahl sinkt. Dieser Zusammenhang besteht weltweit. Natürlich soll hier nicht geleugnet werden, dass es eine beachtliche Zahl von Akademikern gibt, die als Taxifahrer und -fahrerinnen ein eher dürftiges Leben fristen oder gar von Hartz IV leben müssen, allerdings gibt es einen robusten statistischen Zusammenhang zwischen dem Niveau der formalen Bildung, der ökonomischen Lebenslage und der Anzahl der Nachkommen. Das heißt also, die Mehrzahl der Menschen mit einem höheren Niveau formaler Bildung lebt auch in besseren ökonomischen Verhältnissen, bekommt das erste Kind Anfang, Mitte, Ende Dreißig (»das Späte-Mutter-Syndrom«) und hat entsprechend wenige Nachkommen.

Die statistische, auf die Gesamtbevölkerung bezogene sogenannte Fertilitätsrate beträgt in Deutschland 1,4 Kinder pro Frau. Diese Zahlen beziehen sich auf alle Frauen eines Jahrganges. Je höher der Bildungsstand, desto eher sind Frauen in Deutschland kinderlos. Der Anteil der Mütter war 2006 mit 86 % bei den Frauen mit niedriger Bildung am höchsten. Bei den Frauen, die über einen hohen Bildungsabschluss verfügten, war der Anteil der Mütter mit 79 % deutlich niedriger. Auch der Anteil der Frauen mit mehr als einem Kind nimmt mit steigendem Bildungsniveau ab. 63 % der Frauen mit niedriger formaler Bildung hatten zwei oder mehr Kinder. Nur 57 % der Frauen mit mittlerer Bildung und 53 % der Frauen mit hoher Bildung hatten mehr als ein Kind.

Es gibt interessante Unterschiede innerhalb Europas in diesen Zusammenhängen – z. B. hängen Bildung und Zahl der Nachkommen in einigen skandinavischen Ländern und auch in Frankreich in dieser Form nicht zusammen. Auch innerhalb Deutschlands gibt es Unterschiede. In den neuen Bundesländern ist Kinderlosigkeit unter Frauen mit hohem Bildungsstand weniger verbreitet. Nach den Ergebnissen des Mikrozensus 2008 lag der Anteil der kinderlosen Frauen bei den 40- bis 75-Jährigen mit hoher Bildung in den alten Bundesländern bei 26 %, während dieser in den neuen Bundesländern (ohne Berlin) lediglich 9 % ausmachte. Anders als im Westen nimmt der Anteil kinderloser Frauen in den neuen Ländern nicht mit dem Niveau des Bildungsstandes zu. So ist der Anteil kinderloser Frauen mit mittlerer und hoher Bildung (9 bzw. 7 %) sogar kleiner als bei den Frauen mit niedriger Bildung (12 %) (Statistisches Bundesamt, 2010).

Die Mehrheit der Weltbevölkerung lebt nicht nach den Maßgaben westlicher Mittelschichtfamilien. Die Mehrheit der Weltbevölkerung lebt in bäuerlichen Großfamilien mit keinem oder einem sehr geringen Niveau formaler (schulischer) Bildungserfahrungen. Auch wieder paradoxerweise in Anbetracht der geringen ökonomischen Flexibilität der ländlichen Haushalte beginnt die Reproduktion früh, in den Teenagerjahren (durchschnittlich zwischen 18 und 19 Jahren nach dem World Fertility Report der UN von 2003; http://www.un.org/esa), und die Kinderzahl ist groß. Die höchsten Geburtsraten weltweit sind in den afrikanischen Ländern südlich der Sahara festzustellen mit durchschnittlichen Raten von über 7 Geburten pro Frau. Gleichzeitig sind in dieser Region auch die ärmsten Länder dieser Erde angesiedelt.

Diese scheinbaren Paradoxien werden durch unterschiedliche Reproduktionsstrategien verständlich. Reproduktionsstrategien sind Annahmen, die im Zusammenhang einer evolutionären Betrachtungsweise des menschlichen Lebenslaufs entwickelt wurden (für eine Einführung in eine evolutionäre Betrachtung des menschlichen Lebenslaufs s. Voland u. Paul 2010). Dabei werden allgemein zwei Grundmuster unterschieden: die sogenannte quantitative und die sogenannte qualitative Strategie. Beide Strategien sind parallel zu den Reproduktionsstilen im Artenvergleich konzipiert worden. Die **quantitative Strategie** bedeutet viele Nachkommen und wenig elterliche Investitionen. Diese Strategie ist dort adaptiv, wo das Überleben risikoreich und unvorhersehbar ist, wo z. B. Fluten und Stürme regelmäßig Lebensräume und damit Lebensgrundlagen zerstören. In Fisch- und Insektenschwärmen, die in solchen ökologischen Nischen leben, überleben dann wahrscheinlich nur wenige Nachkommen, aber offensichtlich genug, um den Reproduktionserfolg zu sichern. Menschen sind per definitionem grundsätzlich qualitative Strategen. Die **qualitative Strategie** bedeutet, dass die Reproduktion spät beginnt, wenige Nachkommen vorhanden sind, in die eine hohe elterliche Investition geleistet wird, um Überleben und eigene Reproduktion dieser wenigen Nachkommen zu sichern. Obwohl alle Menschen »qualitative Strategen« sind, gibt es doch ziemliche Unterschiede in der

Kulturelle Prototypen

Zahl der Nachkommen und der Art der elterlichen Investitionen in verschiedenen Kontexten.

Während insgesamt ein weltweiter Abwärtstrend in den Fertilitätsraten über die Jahrzehnte zu verzeichnen ist, liegen die Raten in den sog. Entwicklungsländern – dieser Begriff ist allerdings ethnozentrisch, weshalb im Folgenden von Niedrig-Einkommen- oder Armutsländern die Rede sein wird – deutlich über allen anderen Gruppierungen (Quelle: Berlin Institut für Bevölkerung und Entwicklung, 2009; s. www.berlin-institut.org). Diese unterschiedlichen Reproduktionsmuster haben Auswirkungen auf Werte, Einstellungen und Normen, die zusammengefasst als »kulturelle Modelle« bezeichnet werden können.

Bisher sind im Wesentlichen zwei soziodemografische und damit kulturelle Kontexte angesprochen: die westliche städtische Mittelschicht und traditionelle Bauern. In der Tat stellen diese beiden Kontexte Prototypen dar, das heißt, wir finden hier relativ »reine« kulturelle Modelle, die sich im Vergleich extrem voneinander unterscheiden. Die Werte und Normen der westlichen Mittelschichtfamilien sind an psychologischer Autonomie orientiert. Hier steht das Individuum mit seinen Wünschen, Bedürfnissen, Plänen, Vorstellungen und Zielen im Vordergrund. Die Werte und Normen der traditionellen Bauernfamilien sind an relationaler Hierarchie orientiert. Hier steht die soziale Gemeinschaft, in der Regel die Großfamilie, mit ihren hierarchischen Strukturen im Zentrum. Es ist leicht vorstellbar, dass Kinder in diesen beiden Umwelten unterschiedlich erzogen werden müssen, um Kompetenz in den verschiedenen Umwelten zu erlangen. Darauf werden wir ausführlich zurückkommen.

Diese Prototypen sind – um es noch einmal zu sagen – durch die soziodemografischen Variablen (also Niveau der formalen Bildung, Alter bei der Erstgeburt, Anzahl der Nachkommen und Haushaltsgröße) definiert, unabhängig davon, in welchem geografischen Kontext wir sie lokalisieren. So sind sich z. B. Mittelschichtfamilien in Los Angeles, Berlin, Osnabrück und Athen sehr ähnlich, ebenso traditionelle Bauernfamilien in Indien, Kamerun oder Brasilien. Natürlich bedeutet das aber nicht, dass es nicht auch Unterschiede zwischen den Gruppen und auch zwischen einzelnen Familien und Personen gibt. Vielfalt und Variabilität ist Teil der menschlichen Natur. Aber diese Vielfalt ist nicht beliebig und auch nicht unendlich. Die Prägnanz der Prototypen wird klar, wenn wir durch die Brille des jeweils einen Modells das jeweils andere betrachten. Wenn z. B. eine 16-Jährige in Berlin, Athen, Osnabrück oder Los Angeles als Mitglied einer Mittelschichtfamilie ein Baby bekommt, würde dies als ziemliches Problem des

»Mädchens« und seiner Herkunftsfamilie betrachtet werden – für das es eine spezielle psychologische Literatur gibt (»teenage pregnancies«) – mit ausführlicher Diskussion der Risiken, Konsequenzen und entsprechenden Unterstützungssysteme. In den kamerunischen und indischen Dörfern ist das der Normalfall und wenn eine Frau mit 20 Jahren noch kein Kind hat, ist das Anlass zu persönlicher und kommunaler Sorge! Die Annahme dieser beiden Prototypen bedeutet nun aber nicht, dass es sich hier um die zwei einzig möglichen Modelle in der Vielfalt unserer Erde handelt (wir sprechen gerne auch völlig unberechtigterweise von Welt). Der Ansatz der Prototypen wird leider häufig missverstanden als dichotom, d. h., man gehört zu dem einen oder dem andern Typ und dazwischen oder daneben gibt es nichts. Oder man fasst die beiden Prototypen als zwei gegensätzliche Pole einer Dimension auf. Warum sollten aber 7 Jahre formaler Schulbildung das Gegenteil von 14 Jahren sein oder 1 Kind das Gegenteil von 7 Kindern?

In der Reflektion solcher Reaktionen kommt man unweigerlich zu dem Schluss, dass auch Wissenschaftler und Wissenschaftlerinnen ihre kulturelle Brille haben, durch die sie die Welt betrachten. Und hier kommt ein weiteres Spezifikum von Kultur zum Tragen. Kultur ist etwas »Unsichtbares Selbstverständliches«, wie der norwegische Psychologe Jan Smedslund (1984) formulierte. Unsere kulturelle Natur ist uns nur in Teilen bewusst zugänglich. Und so ist auch Wissenschaft (und besonders die Wissenschaft, die uns selbst zum Gegenstand hat) nicht immer die objektive Sammlung und Darstellung von Richtigem, sondern folgt auch kulturellen Traditionen und ist an kulturellen Menschenbildern orientiert. Eine Analyse von Untersuchungen aus der Primatenforschung weist dies eindrucksvoll auf. Der ursprünglich aus Holland stammende, seit Langem in den USA forschende und lehrende Primatologe Frans de Waal hat in diesem Zusammenhang eine sehr interessante Analyse durchgeführt. Er schaute sich die Untersuchungen der Primatologen nach den Fragestellungen an – das ist gute wissenschaftliche Tradition –, aber auch nach der Herkunft der Forscher und Forscherinnen – das ist eine innovative Fragestellung. Dabei kam die erstaunliche Tatsache ans Licht, dass sich japanische und US-amerikanische Primatologen tatsächlich in ihren Fragestellungen unterscheiden. Die japanischen Wissenschaftler waren primär an der Kooperation interessiert, während die US-amerikanischen Primatologen primär am Wettstreit interessiert waren (de Waal 2003). Wir werden noch sehen, dass dies mit den zugrunde liegenden Menschenbildern und den Dimensionen der Autonomie und Verbundenheit zusammenhängt,

Kultur als »Unsichtbares Selbstverständliches«

die auch elterliches Verhalten und allgemein die Psychologie des Menschen charakterisieren.

Wir haben bisher von Prototypen gesprochen. Natürlich gibt es entgegen der genannten stereotypen Wahrnehmungen sowohl viele Mischformen zwischen diesen beiden Prototypen als auch möglicherweise bisher nicht identifizierte weitere kulturelle Modelle. Es ist offensichtlich, dass es sehr viele Bevölkerungsgruppierungen auf dieser Erde gibt, die nicht diesen prototypischen Kontexten angehören, z. B. hoch formal gebildete städtische Mittelschicht in traditionellen Gesellschaften der nicht-westlichen Welt, und natürlich Menschen, die Kontexte wechseln, wie z. B. Migranten, die später für unsere Überlegungen eine große Rolle spielen werden. Auf diese Mischformen kommen wir im Kapitel 19 ausführlicher zurück

Das Argument, das hier vertreten wird, ist, dass Menschen, die in definierten, ähnlichen Kontexten leben, auch Werte, Normen und Einstellungen teilen und sich ähnlich verhalten. Wir beschäftigen uns hier mit der Entwicklung, Erziehung und Bildung von Kindern. In diesem Bereich finden wir jeweils kulturell dominante Vorstellungen mit hoher persönlicher Relevanz und gleichzeitiger Annahme von Allgemeinverbindlichkeit – wie man öffentlichen Kontroversen in diesem Bereich entnehmen kann, z. B. zu dem Stellenwert der Tagesbetreuung kleiner Kinder. Das bringt uns zu dem nächsten Punkt.

Kultur definiert die menschliche Natur

Kultur und Anpassung

Kultur im gerade definierten Sinne ist also die **Anpassungsstrategie** der Menschen an ihre Umwelt, an die Herausforderungen, an die Einschränkungen und an die Möglichkeiten, die bestimmte Kontexte ausmachen. Menschen sind biologisch darauf vorbereitet, Kultur zu erwerben, und zwar zunächst die Kultur, in die sie hineingeboren werden. Säuglinge sind ab Geburt mit Lerndispositionen und Verhaltensmöglichkeiten ausgestattet, die es ihnen erlauben, Informationen aus ihrer Umgebung aufzunehmen und zu verarbeiten. Sie sind aber keine Kassettenrekorder oder iPods, die alles aufnehmen, was sich in ihrer Umwelt abspielt. Aufmerksamkeit und Informationsverarbeitung sind sehr selektive Prozesse, die an Entwicklungsaufgaben orientiert sind. Säuglinge haben ein ausgeprägtes Interesse an der menschlichen Person, am Gesicht, an der Stimme, an Gesten, und bevorzugen diese »Reize« vor allen anderen, die einen ähnlichen Informationsgehalt aufweisen. Das Kennenlernen und die Entwicklung von Beziehungen mit den Personen, die in der Umwelt des Babys sind, sind natürlich äußerst wichtig für die Entwicklung des zunächst hochgradig abhängigen Menschenkindes. So lernen sie auf der Grundlage angeborener Prädispositionen die spezifischen Menschen kennen, die für sie sorgen und sie betreuen.

Universelle Entwicklungsaufgaben – kulturspezifische Lösungen

Damit Menschen sich in ihren Umwelten kompetent verhalten können und die Probleme, die in diesen Umwelten auftreten, die ja sehr spezifisch sein können, lösen können, kann es also keine angeborenen Strategien, keine vorgegebenen Rezepte geben. Lösungen für die Entwicklungsaufgaben müssen in Erfahrungs- und Informationsverarbeitungsprozessen nach der Geburt erworben werden. Die Bedeutsamkeit dieser frühen Entwicklungsprozesse ist auf neurophysiologischer wie psychologischer Ebene unbestritten. Gerade die jüngere Entwicklungsneurologie hat gezeigt, dass sich die kindliche Gehirnentwicklung in Abhängigkeit von Erfahrungen aus der Umwelt darstellt. Die Erfahrungen, die Säuglinge in den ersten Lebensjahren machen, sind in erster Linie soziale Erfahrungen, das heißt, sie sind im Kontext der sozialen Interaktionen zu sehen oder durch diese vermittelt. Darauf kommen wir später zurück. Zusammenfassend können wir also festhalten: Die Erfahrungen, die ein kleines Kind macht, modulieren seine Anlagen, so dass die Kultur die Natur des Menschen definiert.

Autonomie und Verbundenheit sind menschliche Grundbedürfnisse

Vorstellung von Erziehungszielen

Jeder Mensch in jedem Kontext und jeder Kultur hat ab Geburt angeborene Bedürfnisse wie Hunger, Durst, Schlaf und Wachsein. Jeder Mensch muss essen, auch wenn die Vorlieben für bestimmte Speisen sehr unterschiedlich sein können, bis hin zu Ekel und Ablehnung. Auch persönliche Autonomie und Verbundenheit/Bezogenheit mit anderen Menschen sind menschliche Grundbedürfnisse. Autonomie wird in der Regel definiert als eine psychologische Fähigkeit, Kontrolle über das eigene Leben und die eigenen Handlungen auszuüben und das eigene Leben selbstverantwortlich zu führen. Dazu gehört die Optimierung eigener Interessen und der eigenen Selbstverwirklichung. Verbundenheit oder Bezogenheit definiert die psychologischen und/oder materiellen Beziehungen und Abhängigkeiten zwischen Menschen. Das jeweilige Gewicht dieser Bedürfnisse und das Mischungsverhältnis untereinander können je nach kulturellem Kontext sehr verschieden aussehen. Kinder erwerben im Laufe ihrer Entwicklung die in ihrer Umwelt gelebten Konzepte von Autonomie und Bezogenheit. In unserer privaten und institutionalisierten Erziehungsideologie in Deutschland dominiert eindeutig das Bestreben nach Autonomie. Definitionen entwicklungsfördernden Elternverhaltens sind, wie auch pädagogische Leit- und Richtlinien fordern, das Kind so zu akzeptieren, wie es ist und wie es lebt, seine Wünsche und Bedürfnisse wahrzunehmen, Möglichkeiten einzuräumen, eigene Stärken, Fähigkeiten und Fertigkeiten zu entwickeln, seine Grenzen zu respektieren, Bestätigung, Lob und Anerkennung zu äußern. Autonomie ist immer an der inneren Lebenswelt orientiert, an Wünschen, Vorlieben, Intentionen. Die Entwicklung und Förderung der kognitiven Kompetenzen hat dabei Vorrang. Diese Auslegung von Autonomie hat natürlich Konsequenzen für die Definition von Beziehungen und ihrer Rolle im Leben. In diesem autonomieorientierten Modell sind Beziehungen selbst gewählt, selbstbestimmt und selbst definiert. Wenn sie zu eng sind, fallen sie in den Bereich auffälliger oder gar pathologischer Verirrungen und Verwirrungen. In Abbildung 4.1 ist diese Haltung dargestellt: Im Zentrum steht das Kind – Credo vieler Programme! Im Zentrum steht allerdings nicht wirklich das Kind in seiner Lebenswirklichkeit, sondern primär sein kognitives System. Das kognitive System wird gefördert, an ihm wird gefeilt, ja, es wird trainiert! Abbildung 4.1 zeigt einen Kopffüßler, den ein deutsches dreijähriges Kind aus einer Mittelschichtfamilie gemalt hat (◘ Abb. 4.1). An den Kopf des Kopffüßlers ist eine Auswahl an Förderungsangeboten angedockt, mit denen er/sie sich auseinandersetzen muss, sei es in der Kita oder im Zuge der familiären Förderung/Erziehung.

Autonomie und Verbundenheit sind menschliche Grundbedürfnisse

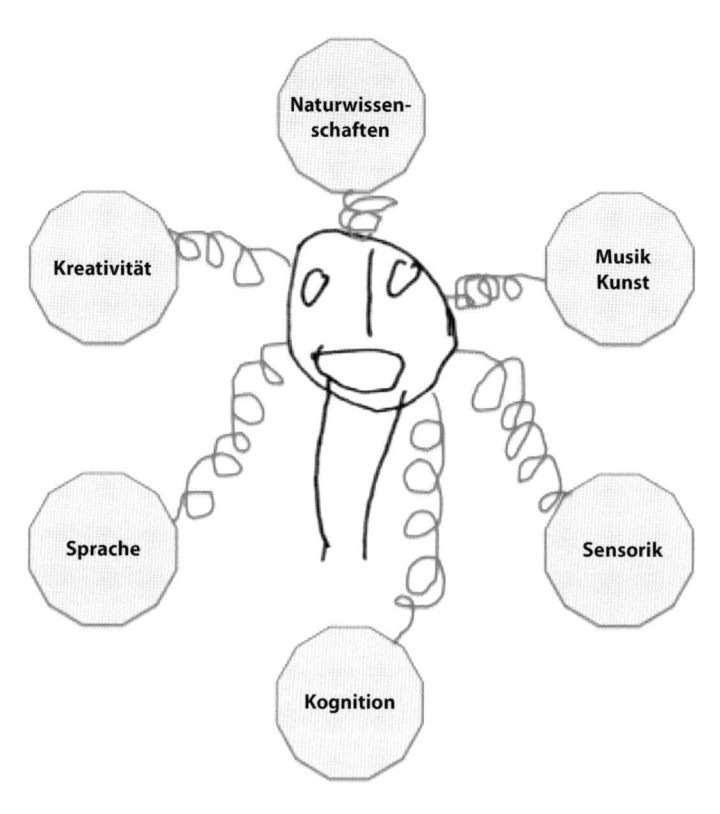

Abb. 4.1 Ein Kopffüßler wird gefördert

Dieses kulturelle Modell, das wir selbstverständlich für allgemein verbindlich und universell gültig halten, hat jedoch nur eine sehr beschränkte Gültigkeit, nämlich für den westlichen hoch formal gebildeten Menschen aus der Mittelschicht. Wir haben gesehen, dass dies nur den geringeren Prozentsatz der Weltbevölkerung ausmacht. Ein sehr viel verbreiteteres kulturelles Modell ist primär an Verbundenheit orientiert. Hier steht das (familiäre) Beziehungsgefüge im Zentrum der Definition von sich selbst und den anderen. Die Beziehungen sind hierarchisch organisiert, meist nach einer Alters- und Geschlechterhierarchie, und sind verbindlich. Es wäre aber grundsätzlich falsch anzunehmen, dass dies eine erzwungene, gar aufoktroyierte Struktur darstellt. Menschen, die primär relational organisiert sind, sehen in der Erfüllung der an sie gestellten Erwartungen ihre Lebensaufgabe und fühlen sich nur wohl und zufrieden, wenn sie diese Verpflichtungen leben. Natürlich ist auch in dieser Lebenswirklichkeit Autonomie bedeutsam. Sie richtet sich jedoch nicht auf die individuelle innere Welt einer individuellen Person, sondern auf die Bedürfnisse, Vorstellungen und Intentionen der Gemeinschaft und/oder auf konkrete Hand-

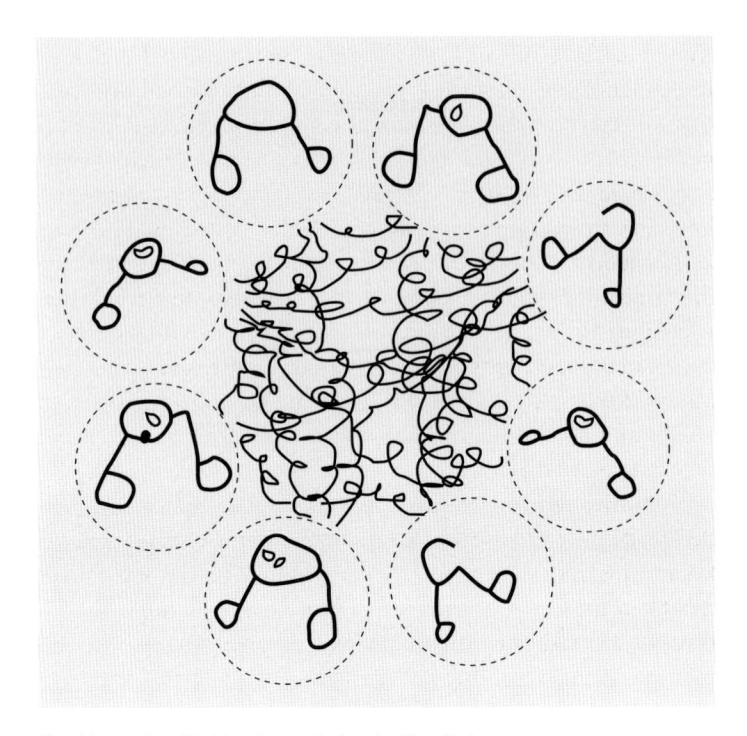

Abb. 4.2 Das Kind in seinen relationalen Verpflichtungen

lungsvollzüge. Selbstverantwortlich und selbstbestimmt Aufgaben im Haushalt zu übernehmen und auszuführen, ist eine unabdingbare Notwendigkeit von frühem Kindesalter an. Niemand käme hier auf die Idee, diese Mithilfe als Kinderarbeit zu interpretieren. Auch unsere Kollegen und Kolleginnen aus nicht-westlichen Ländern nehmen die Arbeit in und mit der Familie ausdrücklich aus der Begrifflichkeit der Kinderarbeit heraus. Das kulturelle Modell der Verbundenheit ist angepasst an die Lebenswirklichkeit von traditionellen Bauernfamilien, die zusammen arbeiten müssen, um den Lebensunterhalt zu sichern. In Abbildung 4.2 ist diese Haltung visualisiert (Abb. 4.2). Das Kind ist hier eingewoben in eine Beziehungsmatrix, die aus einem dichten Netzwerk aus Erwartungen und Pflichten besteht.

Elinor Ochs, Professorin für Anthropologie und Angewandte Linguistik an der Universität von Kalifornien in Los Angeles, hat interessante vergleichende Analysen der Mithilfe von Kindern in Haushalten aus drei verschiedenen kulturellen Kontexten vorgenommen (Ochs u. Izquierdo 2009). Zusammen mit ihrer Mitarbeiterin Carolina Izquierdo analysierten sie die häusliche Mithilfe von Kindern in einem indianischen Stamm am Amazonas in Peru, einem samoanischen Dorf und in Mittelschichtfamilien in Los Angeles. Während es für die peruanischen und samoanischen

Kinder selbstverständlich war, eigenverantwortliche Tätigkeiten in den familiären Haushalten zu übernehmen, werden die Praktiken in den Mittelschichtfamilien als »Abhängigkeitsdilemma« beschrieben, das auch für unsere Überlegungen wichtig ist. Einerseits werden die Mittelschichtkinder aus Los Angeles vom Säuglingsalter an ermutigt, eigenständig Wahlen zu treffen, Präferenzen zu äußern und sich durchzusetzen, andererseits helfen Eltern ihnen bis ins Schulalter in basalen selbstbezogenen Fertigkeiten wie Zähne putzen, sich anzuziehen und ihre Sachen für die Schule zusammenzusuchen. Dazu kommen endlose Verhandlungen zwischen Eltern und Kindern, wer nun die Jacke des Kindes vom Haken nimmt oder den Müll rausträgt – undenkbare Szenarien in den anderen Kontexten!

Natürlich gibt es, wie gesagt, viele Zwischenformen zwischen den beiden prototypischen Modellen, auf die wir später zurückkommen werden. Um es noch einmal deutlich zu machen, es geht nicht um die Betonung von Autonomie **oder** Verbundenheit – beides ist überall vorhanden. Aber je nachdem, wie die eine Dimension definiert ist, hat das Auswirkungen auf die Definition der anderen.

Im Folgenden können Sie ihre eigenen Vorstellungen in Bezug auf die Bedeutung von Autonomie und Verbundenheit Ihrer Erziehungsziele einmal überprüfen. In Abbildung 4.3 (◘ Abb. 4.3) ist ein in unserer Osnabrücker Arbeitsgruppe entwickelter Fragebogen zu Erziehungszielen abgebildet. Lesen Sie sich bitte die Instruktion durch und bewerten Sie dann ganz spontan die folgenden paarweisen Vergleiche. Es geht um die Erziehungsziele in Bezug auf Kinder bis zum dritten Lebensjahr. Wir kommen später auf die Auswertung des Fragebogens zurück.

Fragenbogen zu zentralen Erziehungszielen

Im Folgenden sehen Sie eine Liste von Erziehungszielen. Diese ist selbstverständlich nicht vollständig, sondern es handelt sich um eine Auswahl von Zielen, die in Untersuchungen in verschiedenen Kulturen erwähnt wurden. Es gibt keine richtigen oder falschen Antworten. Es geht um Ihre persönliche Meinung darüber, wie wichtig diese Ziele sind. Die Ziele werden jeweils paarweise miteinander verglichen.

Bitte geben Sie an, welches dieser Ziele Ihrer Meinung nach zumindest ansatzweise wichtiger ist (←bzw.→) oder ob die beiden Ziele gleich wichtig (=) sind. Dass ein Ziel tendenziell wichtiger ist, bedeutet nicht, dass das andere Ziel unwichtig wäre. Bitte versuchen Sie nicht, sich eine konkrete Situation vorzustellen, in der die beiden Ziele einander gegenüberstehen, sondern bewerten Sie die Ziele allgemein. Da jedes Ziel mit jedem anderen verglichen wird, wird jedes dieser Ziele mehrfach genannt. Lassen Sie sich davon bitte nicht irritieren.

In Folgenden sehen Sie ein Beispiel:

Ist es wichtiger, dass Kinder [A] oder [B]?				
Welches Ziel ist zumindest <u>tendenziell</u> wichtiger?				
	←	=	→	
1. Früh zu Bett gehen	☒	☐	☐	klettern können

Würden Sie wie im Beispiel ankreuzen, wäre es Ihnen tendenziell wichtiger, dass Ihr Kind früh zu Bett geht als dass es gut klettern kann.

Ist es wichtiger, dass Kinder [A] oder [B]?				
Welches Ziel ist zumindest <u>tendenziell</u> wichtiger?				
	←	=	→	
1. die eigenen Talente und Interessen entwickeln	☐	☐	☐	lernen, mit anderen zu teilen
2. lernen, ältere Menschen zu respektieren	☐	☐	☐	lernen, dass man von anderen in vielerlei Hinsicht verschieden ist
3. lernen, sich durchzusetzen	☐	☐	☐	lernen, das zu tun, was die Eltern sagen
4. lernen, soziale Harmonie zu erhalten	☐	☐	☐	lernen, ältere Menschen zu respektieren
5. lernen, eigene Vorstellungen/ Vorlieben klar auszudrücken	☐	☐	☐	die eigenen Talente und Interessen entwickeln
6. lernen, das zu tun, was die Eltern sagen	☐	☐	☐	lernen, soziale Harmonie zu erhalten
7. lernen, dass man von anderen in vielerlei Hinsicht verschieden ist	☐	☐	☐	die eigenen Talente und Interessen entwickeln

◘ **Abb. 4.3** Fragebogen zu zentralen Erziehungszielen in den ersten drei Lebensjahren

8. lernen, mit anderen zu teilen	☐	☐	☐	lernen, eigene Vorstellungen/ Vorlieben klar auszudrücken
9. lernen, ältere Menschen zu respektieren	☐	☐	☐	lernen, das zu tun, was die Eltern sagen
10. lernen, soziale Harmonie zu erhalten	☐	☐	☐	die eigenen Talente und Interessen entwickeln
11. lernen, das zu tun, was die Eltern sagen	☐	☐	☐	lernen, eigene Vorstellungen/ Vorlieben klar auszudrücken
12. lernen, mit anderen zu teilen	☐	☐	☐	lernen, ältere Menschen zu respektieren
13. lernen, dass man von anderen in vielerlei Hinsicht verschieden ist	☐	☐	☐	lernen, soziale Harmonie zu erhalten
14. lernen, sich durchzusetzen	☐	☐	☐	lernen, mit anderen zu teilen
15. lernen, eigene Vorstellungen/ Vorlieben klar auszudrücken	☐	☐	☐	lernen, ältere Menschen zu respektieren
16. lernen, dass man von anderen in vielerlei Hinsicht verschieden ist	☐	☐	☐	lernen, sich durchzusetzen
17. die eigenen Talente und Interessen entwickeln	☐	☐	☐	lernen, ältere Menschen zu respektieren
18. lernen, soziale Harmonie zu erhalten	☐	☐	☐	lernen, mit anderen zu teilen
19. lernen, dass man von anderen in vielerlei Hinsicht verschieden ist	☐	☐	☐	lernen, das zu tun, was die Eltern sagen
20. lernen, ältere Menschen zu respektieren	☐	☐	☐	lernen, sich durchzusetzen
21. lernen, eigene Vorstellungen/ Vorlieben klar auszudrücken	☐	☐	☐	lernen, soziale Harmonie zu erhalten
22. lernen, mit anderen zu teilen	☐	☐	☐	lernen, dass man von anderen in vielerlei Hinsicht verschieden ist
23. lernen, sich durchzusetzen	☐	☐	☐	die eigenen Talente und Interessen entwickeln
24. lernen, eigene Vorstellungen/ Vorlieben klar auszudrücken	☐	☐	☐	lernen, sich durchzusetzen
25. lernen, das zu tun, was die Eltern sagen	☐	☐	☐	lernen, mit anderen zu teilen
26. lernen, eigene Vorstellungen/ Vorlieben klar auszudrücken	☐	☐	☐	lernen, dass man von anderen in vielerlei Hinsicht verschieden ist
27. die eigenen Talente und Interessen entwickeln	☐	☐	☐	lernen, das zu tun, was die Eltern sagen
28. lernen, sich durchzusetzen	☐	☐	☐	lernen, soziale Harmonie zu erhalten

◘ Abb. 4.3 (Fortsetzung)

Erziehungsstrategien als generationenübergreifende Weitergabe von Kultur

Elterliches Verhalten besteht aus implizit und explizit begründeten Maßnahmen, die in einem komplexen System von Einstellungen, Theorien und konkreten Verhaltensweisen organisiert sind. In Abbildung 5.1 (◘ Abb. 5.1) ist unser Modell elterlicher Sozialisationsstrategien dargestellt. Wenn wir hier auch den Begriff **Elternstrategien** gebrauchen, so geht es um generelle Erziehungsideologien, die in gleicher Weise für Großeltern, Erzieherinnen, Erzieher und pädagogische Fachkräfte u. a. gelten.

Die Bedeutung des soziokulturellen Kontextes

Wie vorne dargestellt, gehen wir von einem soziodemografischen Kontext, bestehend aus dem Niveau formaler Bildung, dem Erstgebäralter, der Kinderzahl und der Haushaltsgröße, aus; dieser Kontext ist das grau unterlegte große Viereck in der Abbildung. In solchen Kontexten haben sich kulturelle Modelle herausgebildet, die grundlegende Werte, Orientierungen, Überzeugungen, Normen und Konventionen spezifizieren, die sich als jeweils spezifische Mischung aus Autonomie und Verbundenheit beschreiben lassen. Diese Orientierungen werden von einer Generation an die nächste vermittelt im alltäglichen Umgang und mit alltäglichen Handlungen. Dabei ist natürlich zu bedenken, dass Entwicklung ein aktiver Konstruktions- und Ko-Konstruktionsprozess ist. Das bedeutet, dass Kinder Verhalten und Werte aktiv erwerben und dabei auch verändern. Kultur wird nicht übergestülpt wie eine warme Mütze an einem kalten Wintertag. Jede Generation und jedes Kind drückt eigene Stempel auf die vorgelegte Folie auf.

Sozialisationsziele/ Erziehungsziele

Die kulturellen Modelle informieren **Sozialisationsstrategien**, die in der Abbildung in dem darunterliegenden umrandeten Kasten enthalten und in drei Niveaus unterteilt sind. Das oberste Niveau, zugleich das abstrakteste, bilden *Sozialisationsziele*. Sozialisationsziele repräsentieren die Vorstellungen, die Eltern für die Entwicklungsergebnisse ihrer Kinder in bestimmten Entwicklungsabschnitten haben. Im ersten Lebensjahr kann zum Beispiel ein solches Sozialisationsziel sein, dass das Kind schnell laufen lernen sollte oder aber gut Zeit alleine oder mit Spielzeugen verbringen kann. Allgemeine Erziehungsziele für die ersten drei Jahre haben wir ja bereits angesprochen – und Sie, geehrte Leser und Leserinnen, haben den Fragebogen ausgefüllt. Darauf kommen wir jetzt noch einmal zurück. In der folgenden Abbildung sind die Erziehungsziele, die Sie oben für sich bewertet haben, einmal für die beiden kulturellen Prototypen dargestellt – auf der Grundlage von Untersuchungen, die wir in unserer Forschungsgruppe durchgeführt haben. Wir haben deutsche städtische Mittelschichtfamilien als Vertreter der an Autonomie orientierten Sozialisationsstrategie verglichen mit Nso-Bauern aus Kamerun als Vertreter einer an

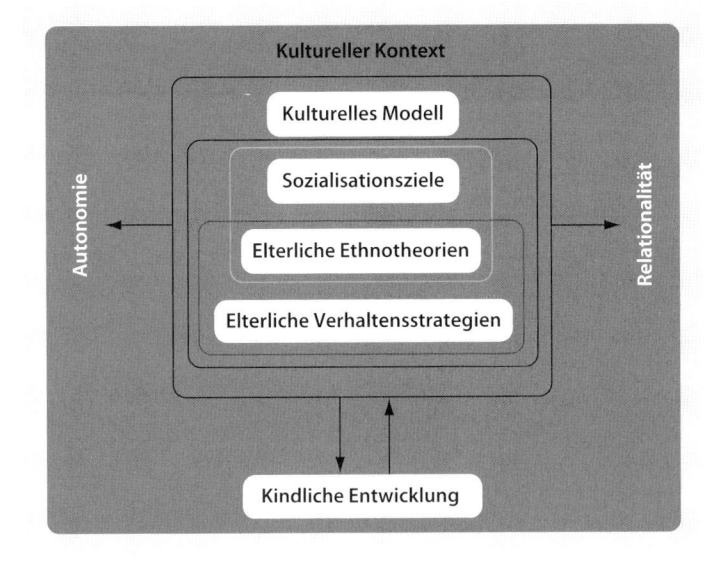

Erziehungsstrategien als generationenübergreifende Weitergabe von Kultur

Abb. 5.1 Modell elterlicher Sozialisationsstrategien

Verbundenheit orientierten Sozialisationsstrategie. Deren Sichtweisen sind in Abbildung 5.2 dargestellt (Abb. 5.2).

Die Grafik ist folgendermaßen zu verstehen: Die Balken zur rechten Seite hin – mit den positiven Zahlen – drücken Wunschvorstellungen aus – je höher die Zahl ist, je deutlicher ist das gewünschte Ziel ausgeprägt. Die Balken nach der linken Seite – mit den negativen Zahlen – drücken Ablehnung aus, ebenfalls je höher die Zahl, je größer die Ablehnung. Es ist ganz deutlich, dass sich die beiden Profile substanziell unterscheiden. Die deutschen Mittelschichtmütter legen viel Wert darauf, dass ihre Kinder in den ersten drei Lebensjahren Talente und Interessen entwickeln und sich durchsetzen lernen. Überhaupt keinen Wert legen sie darauf, dass Kinder in diesem Entwicklungsabschnitt tun, was die Eltern sagen und ältere Menschen respektieren. Die kamerunischen Nso legen gerade darauf sehr viel Wert, wie auch auf die beiden anderen an Verbundenheit orientierten Ziele (mit anderen teilen und soziale Harmonie erhalten). Die an Autonomie orientieren oberen 4 Ziele in der Abbildung lehnen sie dagegen deutlich ab. Die Profile der beiden Gruppen zeigen also deutliche Unterschiede in der Autonomie- und Verbundenheitsorientierung.

Sie können Ihren eigenen Fragebogen, den Sie oben ausgefüllt haben, auswerten und Ihre Daten zum Vergleich in die Grafik einzeichnen. Dazu müssen Sie Folgendes tun: Die Präferenz für jedes Ziel wird in jedem Vergleich mit +1 bewertet, die Nicht-Präferenz mit −1. Wenn die Ziele als gleich wichtig bewertet werden,

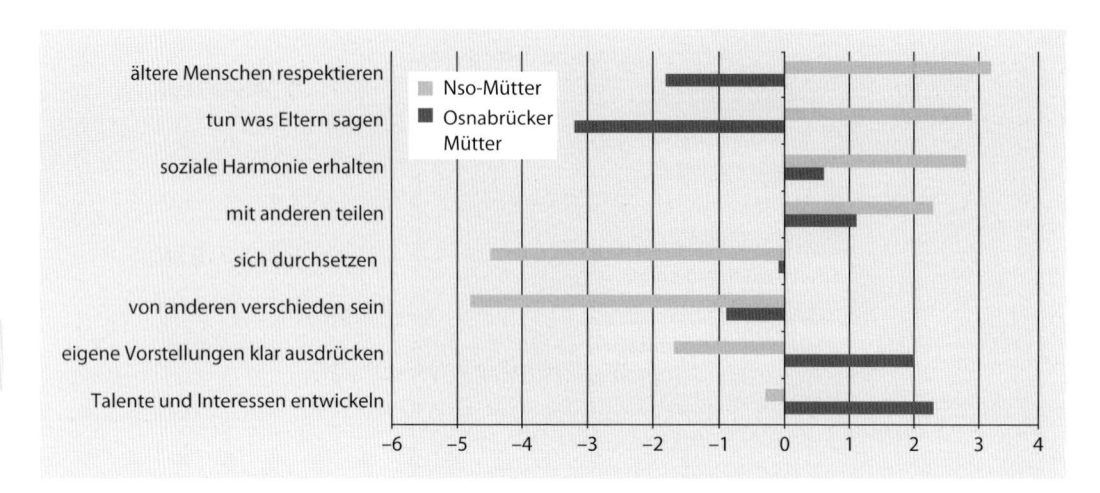

Abb. 5.2 Erziehungsziele deutscher Mittelschichtfamilien im Vergleich mit Nso-Bäuerinnen aus Kamerun

wird kein Wert vergeben. Am Ende werden pro Ziel die Plus- und Minus-Werte (es gibt die 4 autonomen und die 4 relationalen aus der obigen Abbildung) summiert. Nun können Sie Ihre eigene Haltung in Bezug auf diese beiden universellen Dimensionen einschätzen. Vielleicht weichen Sie ja von beiden Profilen ab? Vielleicht gehören Sie dann zur Gruppe der Menschen, die Aspekte von Autonomie und Aspekte von Verbundenheit gleichermaßen wertschätzen? In Abbildung 5.3 (Abb. 5.3) ist ein solches Profil abgebildet, das wir bei Mittelschichtfamilien aus Delhi in Indien erhoben haben.

Diese Familien schätzen z. B. das autonomieorientierte Entwicklungsziel, die eigenen Talente und Interessen zu entwickeln, lehnen es aber deutlich ab, von anderen verschieden zu sein. Mit anderen teilen und ältere Menschen zu respektieren sind wichtige relationale Entwicklungsziele, während soziale Harmonie zu erhalten und zu tun, was die Eltern sagen, keine Rolle spielen.

Alltagspsychologische Vorstellungen elterlicher Ethnotheorien

Sozialisationsziele bilden den Bezugsrahmen für *elterliche Ethnotheorien*. Elterliche Ethnotheorien beinhalten die alltagspsychologischen Vorstellungen, die subjektiven Theorien, die Menschen für das Erreichen der Sozialisationsziele haben, wie z. B.: soll man ein Baby früh daran gewöhnen, alleine zu schlafen, soll man auf jedes Schreien reagieren, schadet die Kita, sind viele Bezugspersonen wichtig für die Entwicklung usw. Diese Ethnotheorien sind zum Teil bewusst abrufbare Skripts, haben aber auch, wie das gesamte Paket der Sozialisationsstrategien, viele nicht-bewusste, intuitive Anteile, da sie ja kulturelle Ausdrucksformen sind. Natürlich haben nicht nur Eltern solche Ethnotheorien, sondern sie be-

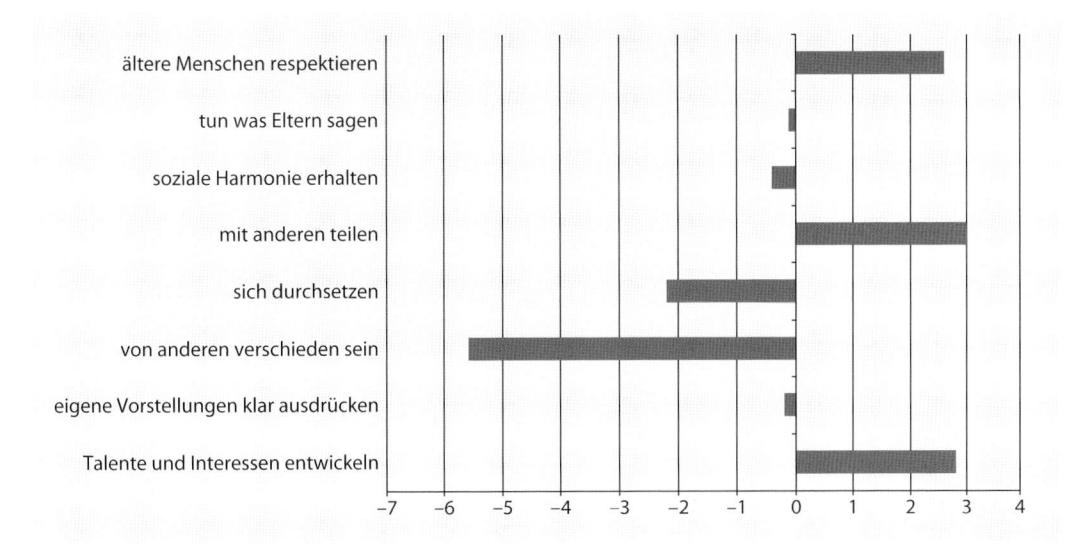

Erziehungsstrategien als generationenübergreifende Weitergabe von Kultur

Abb. 5.3 Erziehungsziele indischer Mittelschichtfamilien aus Delhi

gegnen uns auch im öffentlichen Raum und in gesellschaftlichen Diskursen. Darauf kommen wir in Teil IV dieses Buches zurück.

Es ist sehr wichtig festzuhalten, dass es hier keine bessere oder schlechtere Strategie gibt. Beide Strategien sind Anpassungsmuster und als solche gleichwertig! Da es in jedem Land und in jeder Gesellschaft jedoch unterschiedliche Gruppen gibt, kann nicht ein Modell für alle Menschen in einem Land oder einer Gesellschaft gleichermaßen passend sein. Dieser Gedanke impliziert eine erhebliche Umstellung und Neustrukturierung unserer Denkmuster und hat bedeutsame Implikationen für die erzieherische Praxis – zu Hause, in der Kita, im öffentlichen Raum.

Die konkreteste Ebene in dem System der elterlichen Strategien besteht in *Verhaltensstrategien*. Verhaltensstrategien haben zwei Komponenten, nämlich zum einen Kontexte, die Eltern für ihre Kinder schaffen, zum Beispiel Kinder am Körper mit einem Tuch zu tragen oder im Kinderwagen vor sich herzuschieben (Abb. 5.4 und 5.5).

Suzanne Zeedyk (s. Curtis 2008), eine Entwicklungspsychologin der schottischen Universität von Dundee, hat eine weltweit viel beachtete Studie durchgeführt. Sie beobachtete 2.722 Eltern-Kind-Paare in ganz Großbritannien. 62 % der Babys und 86 % der kleinen Kinder befanden sich in Buggys mit Sicht nach vorne. 20 Eltern-Kind-Paare wurden einer genaueren Analyse unterzogen. Die Hauptergebnisse waren die folgenden:

Die entwicklungspsychologische Bedeutung von Buggys

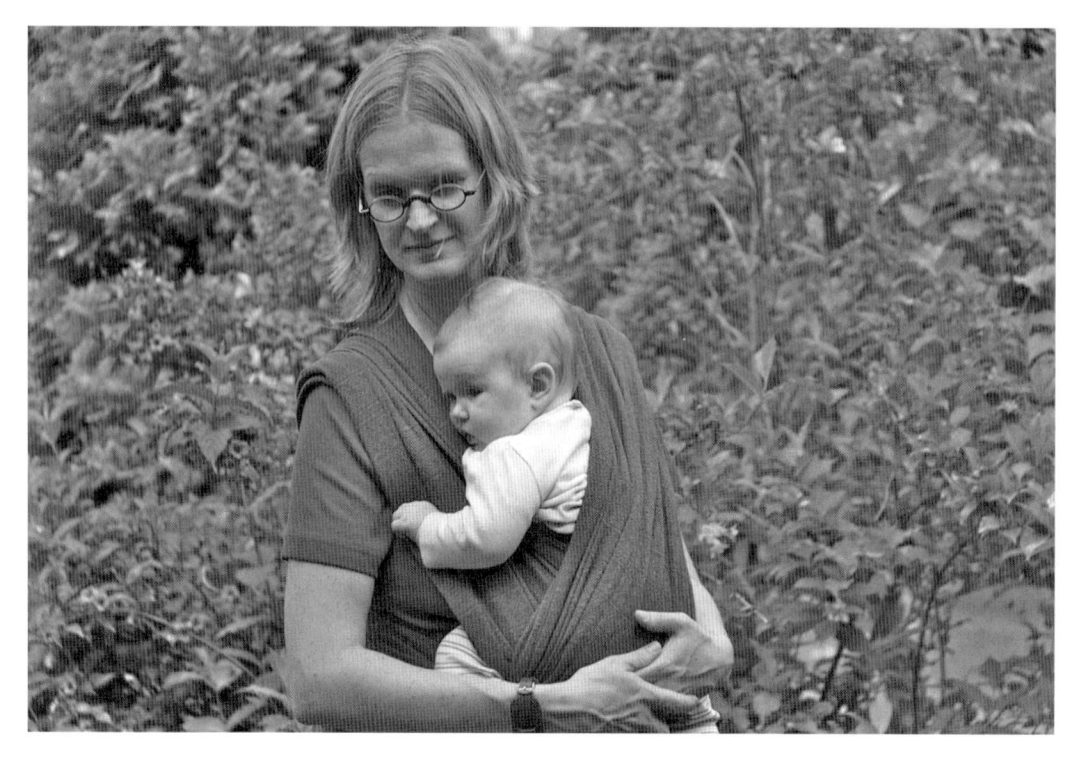

☐ **Abb. 5.4** Eine deutsche Mutter aus der Mittelschicht trägt ihre kleine Tochter im Tragetuch (Foto: Markus Lamm)

- Eltern, deren Kinder im Buggy zu ihnen schauen, haben mehr als doppelt so häufig mit ihren Kindern gesprochen als die, die Buggys mit Sicht nach vorne benutzten.
- Weniger als ein Drittel der Eltern, die einen Buggy mit Sicht nach vorne benutzten, sprachen mit ihrem Kind.
- Nur ein Kind der 20 intensiver untersuchten lächelte in dem Buggy mit Sicht nach vorne, während die Hälfe dies in dem zur Mutter gewandten Buggy tat.
- Die Herzrate von Babys fiel etwas, wenn sie im zur Mutter gewandten Buggy waren, und sie schliefen auch häufig ein, was beides als Indikatoren eines geringeren Stressniveaus betrachtet wird.

Sind also Babys und kleine Kinder in Buggys mit Sicht nach vorne emotional isoliert und kognitiv weniger stimuliert? Susanne Zeedyk betont immer wieder, dass die Teilnehmergruppe ihrer Studie zwar klein war und weitere Studien notwendig sind. Dennoch ist nicht auszuschließen, dass Babys, die viel Zeit in Buggys, die nach vorne ausgerichtet sind, verbringen, möglicherweise weniger Gelegenheit zur Kommunikation mit den Eltern haben. Zudem sind Babys in Buggys in einer Entwicklungsphase, wo solche Kommu-

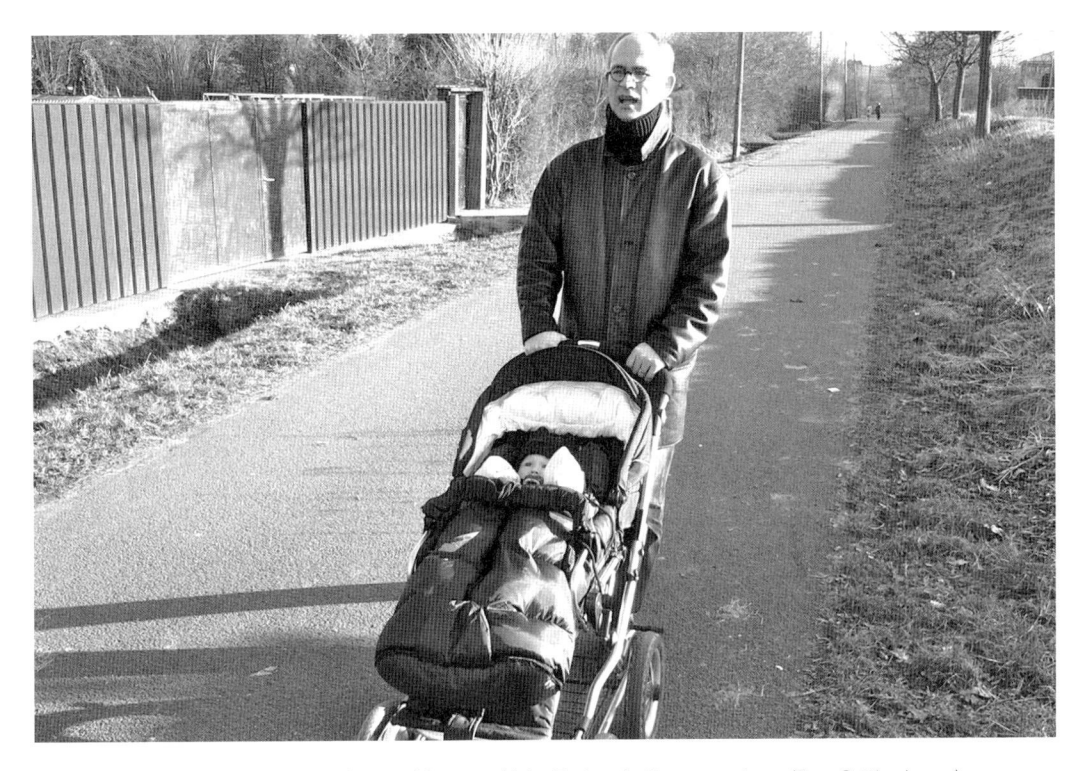

Erziehungsstrategien als generationenübergreifende Weitergabe von Kultur

◘ Abb. 5.5 Ein deutscher Mittelschichtvater fährt seine kleine Tochter im Buggy spazieren (Foto: Bettina Lamm)

nikationen formativ auch für die Gehirnentwicklung ist, so dass diese Praxis die Entwicklung der Kinder beeinflussen könnte. Ihre experimentelle Studie hat gezeigt, dass alleine die Tatsache, den Buggy »face-to-face« zu drehen, das Ausmaß der Ansprache von Eltern an ihre Babys verdoppelt hat!

Es ist zum einen offensichtlich, dass Kontexte die Erfahrungen, die Kinder machen, in erheblichem Umfang beeinflussen. Zum anderen sind hier die konkreten interaktiven Verhaltensweisen angesprochen, die sich an das Kind, direkt oder indirekt, richten. Damit beschäftigen wir uns näher in Teil II dieses Buches.

Insgesamt können wir festhalten, dass Sozialisationsstrategien die kindliche Entwicklung informieren. Dies ist allerdings keine Einbahnstraße, denn die Kinder verändern auch die Sozialisationsstrategien ihrer Eltern, indem – wie gesagt – Entwicklung ein aktiver, ko-konstruktiver Prozess ist. Allerdings mag das für weitere Kinder in der Familie bedeutsamer sein als für das Erstgeborene.

Mit diesen Überlegungen haben wir nun die Grundlagen für die genauere Betrachtung der frühkindlichen Sozialisationsstrategien gelegt. Wir haben gezeigt, dass Biologie und Kultur in ein dynamisches Beziehungsgefüge integriert sind, die gemeinsam Entwicklungsprozesse steuern. Entwicklung ist 100 % Biologie und 100 % Kultur, wie Donald Hebb das bereits 1980 für Verhalten formuliert hatte, 100 % durch Vererbung und 100 % durch die Umwelt bestimmt!

Kulturen elterlicher Strategien

Kapitel 6   Die evolutionäre Ausstattung zum Elternsein – 33

Kapitel 7   Eltern auf Distanz – Blickkontakt, Sprache und Objekte: die westliche Mittelschichtfamilie – 49

Kapitel 8   Zwischen mich und mein Baby darf kein Blatt passen: die traditionelle Bauernfamilie – 57

Kapitel 9   Unterschiedliche Schwerpunkte elterlicher Aufmerksamkeit: Entscheiden, wählen und wünschen oder sitzen, stehen und laufen? – 65

Kapitel 10   Lächle doch mal mit der Mama oder verzieh bloß keine Miene: der Ausdruck positiver Emotionen – 77

Kapitel 11   Väter und Säuglinge – 85

Die evolutionäre Ausstattung zum Elternsein

Elterliche Investitionen und kindliche Prädispositionen

Pflege und fürsorgliches Verhalten gegenüber den Jüngeren ist ein angeborenes und universelles Verhaltensprogramm, das bei vielen Arten fest im genetischen Programm verankert ist. Beim Menschen gehören Pflege und Fürsorge ebenfalls zu den elterlichen Investitionen, die lebensnotwendig für das Überleben und die Entwicklung der Nachkommen sind. Aufgrund der durch die Gehirnentwicklung bei Primaten notwendig gewordenen physiologischen Frühgeburt, die durch die Größe des Gehirns und damit des Kopfumfanges bedingt ist, kommt das menschliche Neugeborene in einem extrem hilflosen Zustand zur Welt. Es kann sich weder alleine versorgen, noch von der Stelle bewegen. Allerdings verfügt es über ein komplexes Repertoire sozialer Kompetenzen, das ihm die soziale Interaktion mit seinen Betreuungs- und Bindungspersonen ermöglicht. Allein mit dem Aussehen, dem sog. Kindchenschema (großer, runder Kopf im Vergleich zu den Körperproportionen, hohe Stirn), lösen Säuglinge Fürsorgemotivation aus, und das nicht nur bei den Eltern, sondern bereits auch schon bei kleinen Kindern ab 3 Jahren. In Abbildung 6.1 ist dies dargestellt (◘ Abb. 6.1).

Komponentenmodell des Elternverhaltens

Mit mimischen und gestischen Signalen signalisieren sie eigene Befindlichkeiten und reagieren auf die soziale Ansprache. Eltern verfügen über ein ebenfalls evolviertes Ko-Design, das exakt auf die Bedürfnisse der Säuglinge abgestimmt ist. Wir haben vorgeschlagen, die elterlichen Verhaltensweisen im Umgang mit Säuglingen, insbesondere im ersten Lebensjahr, mit dem Komponentenmodell des Elternverhaltens zu beschreiben (◘ Abb. 6.2). Das Komponentenmodell des Elternverhaltens besteht aus sechs unabhängigen Elternsystemen, die ihrerseits wahrscheinlich in der Menschheitsgeschichte zur Lösung unterschiedlicher Fragestellungen entstanden sind. Diese zunächst voneinander unabhängigen Verhaltenssysteme können sich überlappen und formen so elterliche Verhaltensstrategien. Sie unterstützen unterschiedliche Entwicklungskonsequenzen.

Primäres Pflegesystem

Das grundlegendste und wahrscheinlich älteste elterliche System ist das **primäre Pflegesystem**, welches alle Tätigkeiten einschließt, die auf die Versorgung, auf das physische Überleben des Säuglings ausgerichtet sind. Dieses System ist natürlich im gesamten Tierreich vorhanden, hat also weit zurückreichende evolutionäre Wurzeln. Außer den lebensnotwendigen Effekten der Ernährung und des Schutzes hat es natürlich auch psychologische Auswirkungen. Ein Baby, das die Erfahrung macht, dass es gestillt/gefüttert wird, wenn es hungrig ist, erwirbt eine ganz grundlegende Sicherheit in seine Umgebung. In Abbildung 6.3 (◘ Abb. 6.3) sind verschiedene Stillsituationen dargestellt.

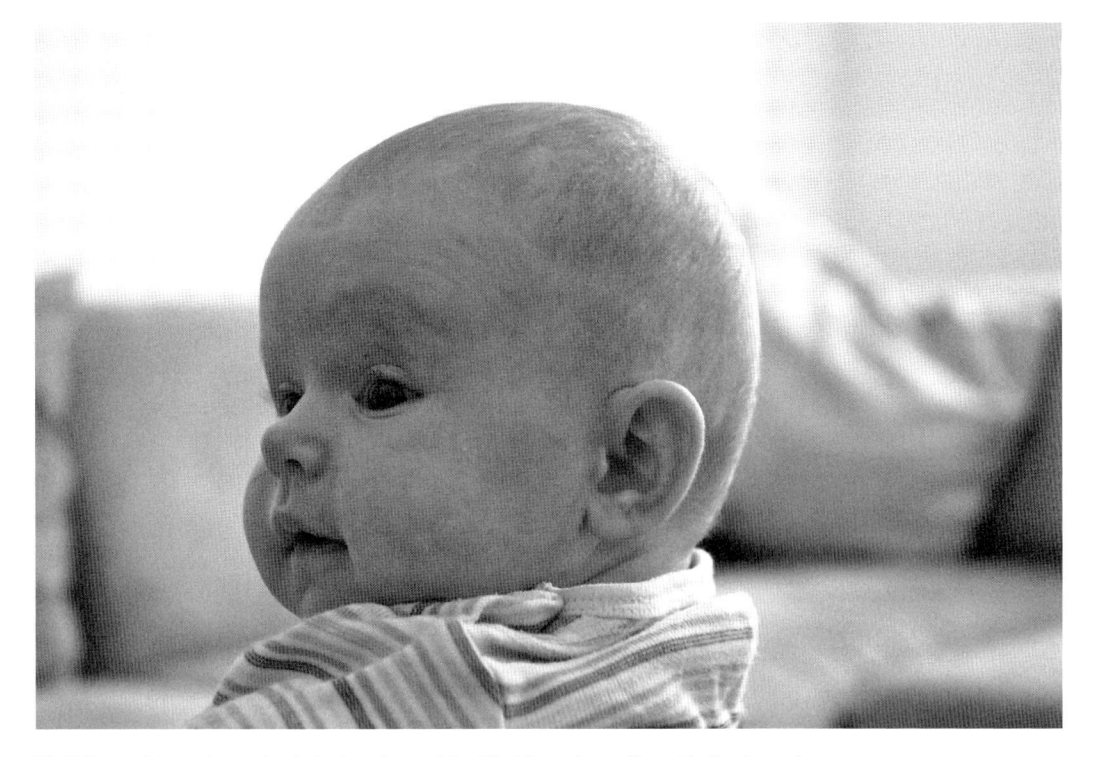

Abb. 6.1 Die zweimonatige Luisa hat das perfekte Kindchenschema (Foto: Markus Lamm)

Natürlich gehört auch Hygiene zum primären Pflegesystem. Es müssen jedoch nicht immer Windeln sein. Die kleinen Pfützen auf dem Lehm- oder dem festgestampften Kuhdungboden, wie hier in einem indischen Dorf in Gujarat, sind auch Lösungen, die sicher nicht weniger hygienisch sind (Abb. 6.4).

Ein ebenfalls entwicklungsgeschichtlich altes elterliches System ist das **Körperkontaktsystem**, das alle Formen körperlichen Kontaktes und körperlicher Nähe mit dem Baby umschließt. Körperkontakt ist ein sehr variables System, das große Variationen bezüglich der Dimension Nähe und Distanz aufweisen kann und natürlich auch in dem Ausmaß, in dem Körperkontakt gelebt wird (Abb. 6.5).

Die psychologische Funktion von Körperkontakt ist natürlich Sicherheit, aber auch Wärme und Zusammengehörigkeit. Babys, die viel Körperkontakt erfahren, entwickeln enge Beziehungen mit ihren Bezugspersonen. Der amerikanische Psychologe Kevin MacDonald hat allerdings aufweisen können, dass Wärme und Sicherheit nicht notwendigerweise zusammengehören. Es handelt sich um zwei unabhängige Systeme, die auch unabhängig voneinander wirksam sein können (MacDonald 1992).

Körperkontaktsystem

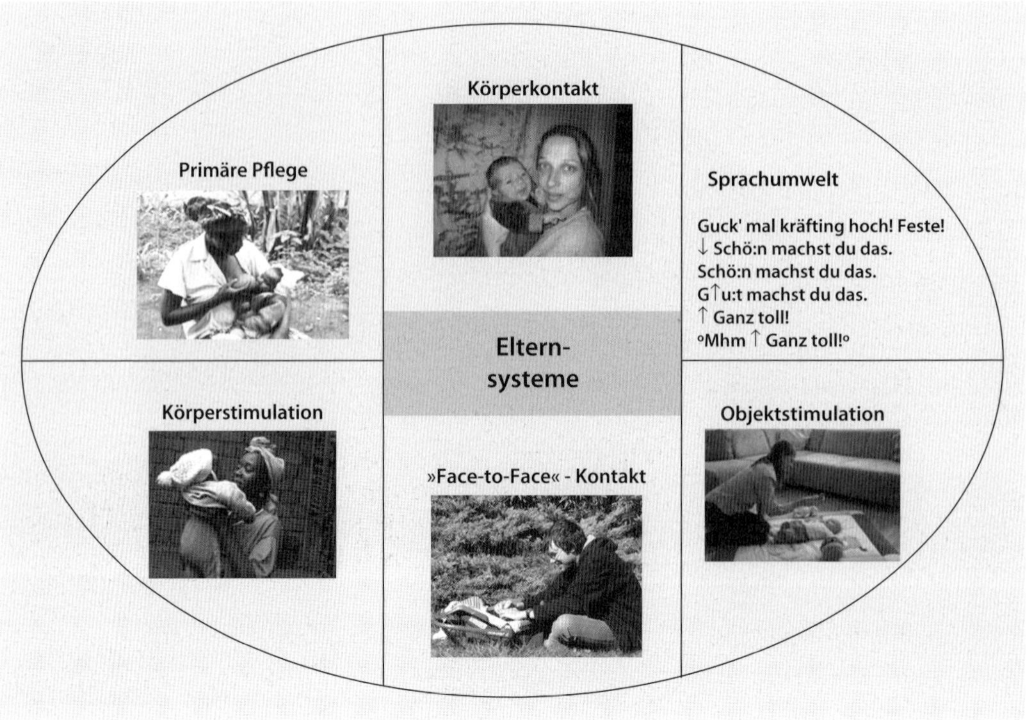

Abb. 6.2 Komponentenmodell des Elternverhaltens (Fotos im Uhrzeigersinn: Foto Körperkontakt: Jan Hofer; Foto Objektstimulation: Markus Lamm, Foto »Face-to-face«-Kontakt: Ariane Gernhardt, Foto Körperstimulation: Hiltrud Otto; Foto Primäre Pflege: Markus Lamm)

Körperstimulationssystem

Körperstimulation oder motorische Stimulation ist ein weiteres elterliches System, das wie alle anderen Systeme in allen Kulturen zu finden ist und in Form und Ausmaß sehr unterschiedlich auftritt. Kulturelle Unterschiede bestehen vor allem im Ausmaß der Bewegungen – wird die kleine Hand bewegt und wird das Beinchen ein bisschen »trainiert« oder wird das ganze Kind in großzügigen Wellen auf und ab bewegt (◘ Abb. 6.6).

»Face-to-Face«-System

Das **»Face-to-face«-System** als Elternsystem ist wahrscheinlich entwicklungsgeschichtlich jüngeren Datums. Blickkontakt besteht in exklusivem, dyadischem Austausch von mimischen Signalen. Es ist klar, dass dies ein voraussetzungsvolles System ist – es erfordert exklusive Zeit zwischen Bezugsperson und Kind. Blickkontakt und der darin stattfindende Verhaltensaustausch gibt dem Baby das Gefühl, wichtig und einmalig zu sein (◘ Abb. 6.7).

Objektstimulationssystem

Das **Objektstimulationssystem** besteht aus der Stimulierung mit Objekten, die natürlich nicht immer Spielzeuge sein müssen, sondern auch alltägliche Gegenstände. Objekte orientieren das

Die evolutionäre Ausstattung zum Elternsein

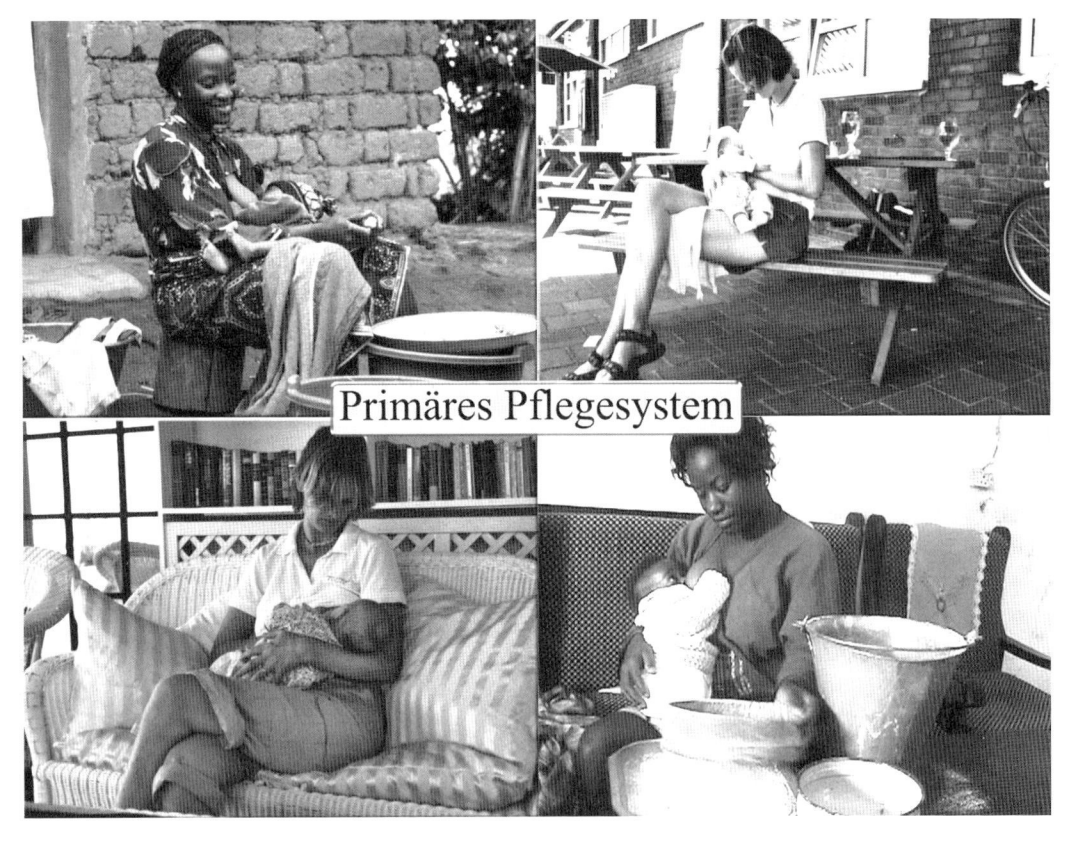

Abb. 6.3 Das primäre Pflegesystem (Foto oben links: Markus Lamm, Foto oben rechts: Markus Lamm, Foto unten links: Markus Lamm, Foto unten rechts: Hiltrud Otto)

Kind auf die äußere Welt, unterstützen das Explorationsverhalten und die kognitive Entwicklung (Abb. 6.8).

Schließlich ist die **Sprachumwelt** ein weiteres Verhaltenssystem. Überall auf der Welt sprechen Bezugspersonen mit Babys und teilen dort mit der Sprache, die das Baby sicherlich inhaltlich zunächst noch nicht verstehen kann, kulturelle Botschaften durch Prosodie, durch Gliederung der Sprache, durch Synchronie oder dialogähnliche Konversationen mit.

Sprachumwelt

Eine deutsche Mittelschichtmutter in den Mittdreißigern spielt mit ihrem erstgeborenen 3 Monate alten Sohn und begleitet ihr Tun mit viel Ansprache: »Guck' mal kräftig hoch! Feste! Schön machst du das. Schön machst du das. Und wieder zurück? Glps. Gut machst du das! Ganz toll! Mhm. Ganz toll!«

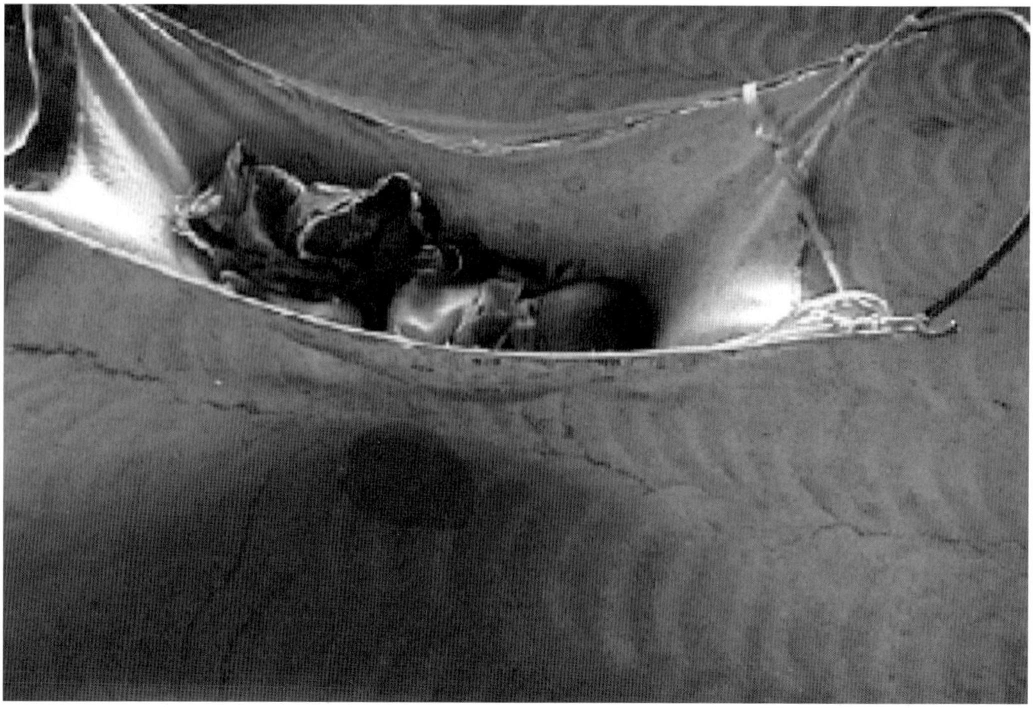

Abb. 6.4 Ein indisches Baby in einer Hängematte (Foto: Heidi Keller)

Die kamerunische Bauersfrau spricht natürlich auch mit ihrem Baby, sie benutzt aber viel mehr rhythmische, vokale Elemente und Laute wie »gad« als Sprache: »Schau zur Tante! Du schaust nicht! (...) Gad=Gad (.) Gad=Gad (.) Gadi= Gadi (.) Gadi=Gadi (.). Schau (.). (Mutter kitzelt Baby im Gesicht). Schau (.) Schau (.) Schau (.) Schau (.)«

Die Rolle der Sprache

Sprache bzw. Ansprache führt das Baby in die soziokulturellen Kommunikationsmuster seiner Umwelt ein. Sie vermitteln ihm vielfältige Botschaften bezüglich seiner Position und seiner Rolle in dieser Umwelt.

Obwohl diese Elternsysteme sicherlich unterschiedlich voneinander entstanden sind und auch unterschiedliche Konsequenzen haben, treten sie jedoch nur im Ausnahmefall einzeln auf. Der Regelfall sind Mischungen. Das Baby auf dem Arm kann gleichzeitig Blickkontakt haben und auch noch mit Objekten stimuliert werden. Das Baby, das auf dem Rücken oder der Hüfte getragen wird, wird gleichzeitig motorisch stimuliert. Blickkontakt ist eng mit Sprache verknüpft usw.

Im Folgenden werden kurz einige solcher Mischungsformen beschrieben, die typisch für bestimmte Kontexte sind. Die Daten stammen aus unserem kulturvergleichenden Forschungspro-

Die evolutionäre Ausstattung zum Elternsein

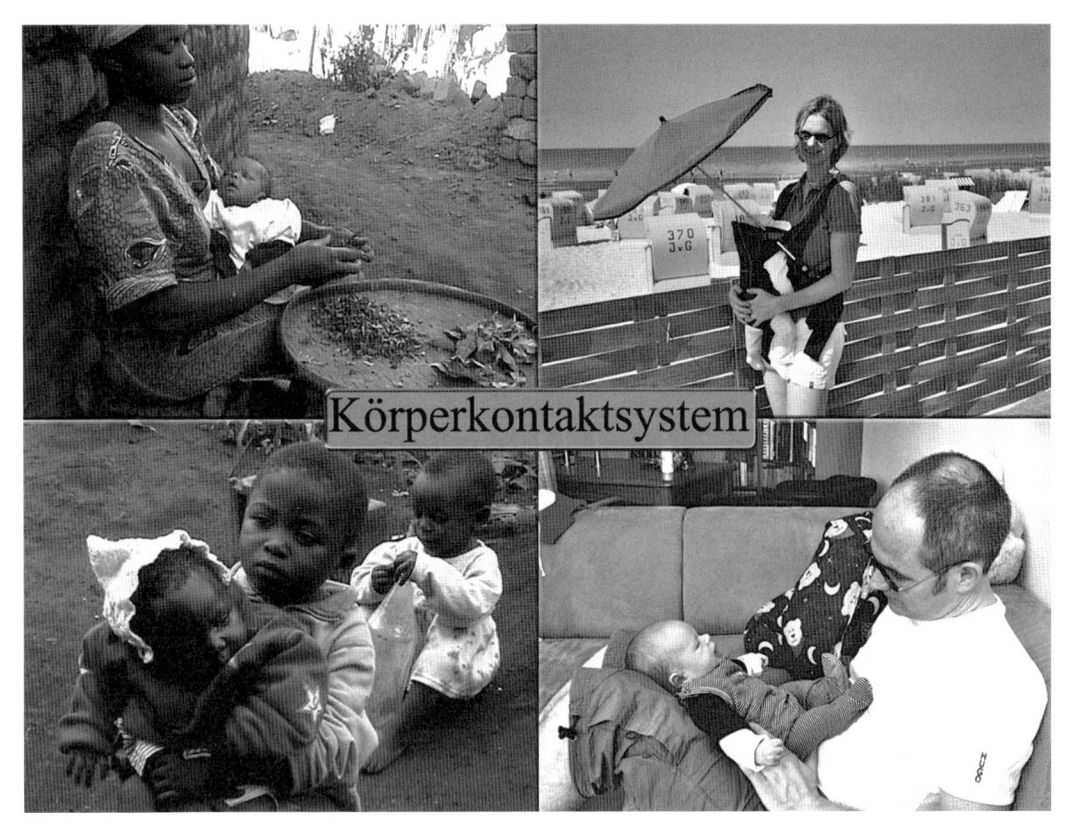

Abb. 6.5 Körperkontaktsystem (Foto oben links: Hiltrud Otto, Foto oben rechts: Markus Lamm, Foto unten links: Hiltrud Otto, Foto unten rechts: Bettina Lamm)

gramm – aus technischen Gründen ist hier ein Elternsystem ausgespart, nämlich die Sprache. Abbildung 6.9 (Abb. 6.9) zeigt Profile elterlicher Systeme in drei verschiedenen Typen von Kontexten, die sich in ihren Orientierungen auf Autonomie und Verbundenheit unterscheiden, westliche Mittelschichtfamilien (Berlin und Athen), nicht-westliche Bauernfamilien (kamerunische Nso und indische Rajput-Bauern aus Gujarat) und costaricanische Mittelschicht aus San José.

Es wird deutlich, dass die unterschiedlichen Kontexte unterschiedliche elterliche Profile aufweisen. Bei den Nso-Bauern dominieren eindeutig Körperkontakt und Körperstimulation, Objektstimulation macht weniger als 10% der Interaktionszeit aus und auch Blickkontakt tritt in weniger als einem Fünftel der Zeit auf. Das Profil der Gujarati-Bauern ist erwartungsgemäß sehr ähnlich – mit einer Ausnahme: Sie verwenden weniger körperliche Stimulation als die Nso. Dieser Unterschied ist erklärlich, wenn man die körperliche Konstitution und die gesundheitliche

Westliche Mittelschichtfamilien und Nicht-westliche Bauernfamilien

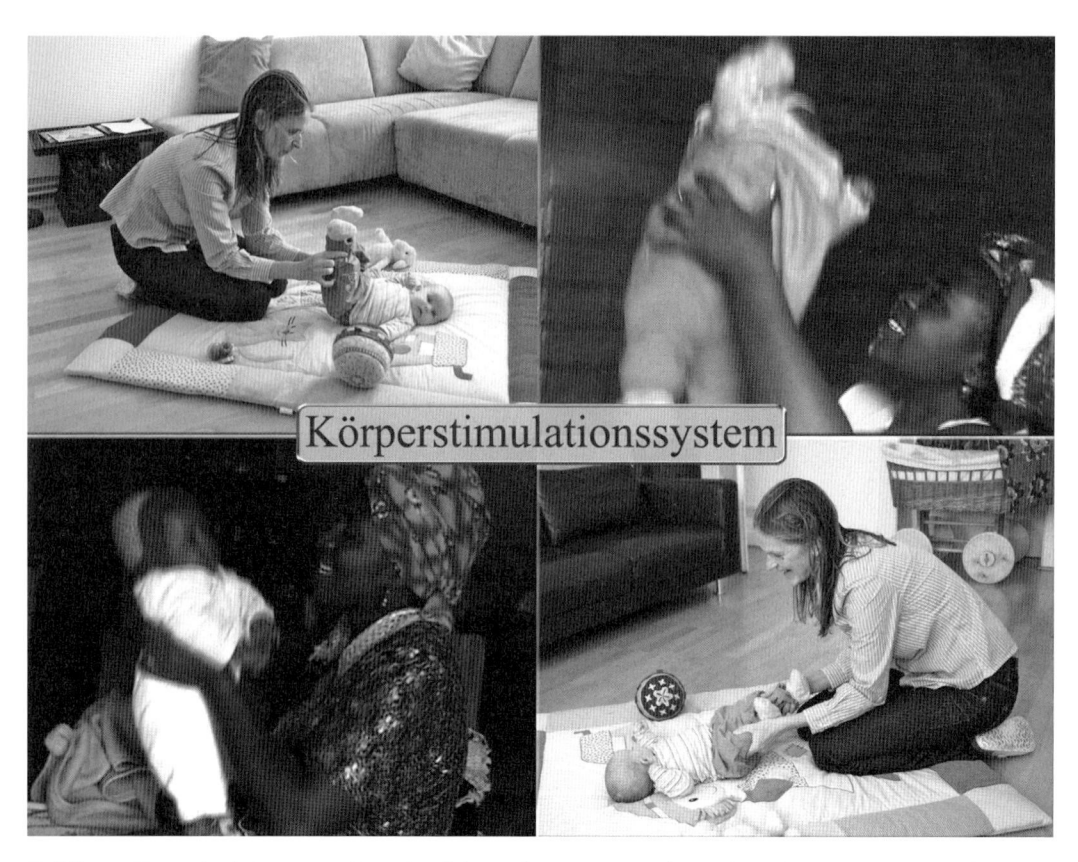

◘ **Abb. 6.6** Körperstimulationssystem (Foto oben links: Markus Lamm, Foto oben rechts: Hiltrud Otto, Foto unten links: Hiltrud Otto, Foto oben rechts: Markus Lamm)

Situation mit in Betracht zieht. Die Nso-Bäuerinnen sind in der Regel gut ernährt und in guter gesundheitlicher Verfassung, während die Rajput-Bäuerinnen aus Gujarat häufig unterernährt sind und viele Mangelerscheinungen aufweisen. Da Körperkontakt ein Verhaltenssystem ist, das einen hohen energetischen Einsatz erfordert, können sich die Gujarati-Frauen dieses im wahrsten Sinne des Wortes nicht leisten. Die deutschen und griechischen Mittelschichtmütter haben viel Blickkontakt mit ihren Babys und verwenden viel Objektstimulation. Körperkontakt ist vergleichsweise niedrig – um die 30% jeweils. Die Griechinnen stimulieren ihre Babys körperlich mehr als die Deutschen, aber beide Gruppen verwenden nicht die Ganzkörperbewegungen, die die Nso-Bäuerinnen praktizieren. Die westlichen Mittelschichtmütter stimulieren die Hand, das Bein, den Arm oder bewegen mit der Hand den Rumpf des liegenden Babys ein wenig.

Die Costaricanerinnen – die »Ticas«, wie sie sich selbst nennen – haben viel Körperkontakt und Körperstimulation, vergleichbar

Die evolutionäre Ausstattung zum Elternsein

"Face-to-Face"-System

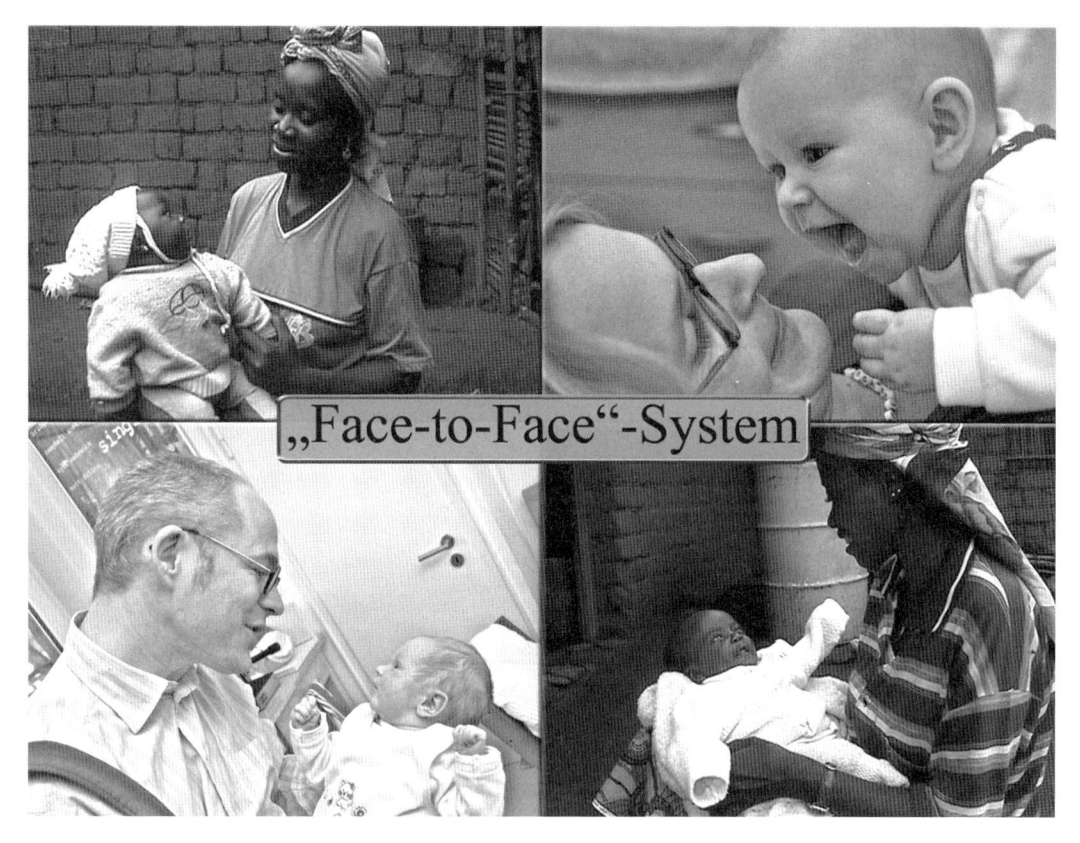

Abb. 6.7 »Face-to-Face«-System (Foto oben links: Hiltrud Otto, Foto oben rechts: Markus Lamm, Foto unten links: Bettina Lamm, Foto unten rechts: Hiltrud Otto)

mit den Bäuerinnen, und viel Blickkontakt, vergleichbar mit den westlichen Mittelschichtmüttern – allerdings verwenden sie nicht so viel Objektstimulation. Sie nehmen offensichtlich eine Mittelstellung ein in ihren elterlichen Strategien, die darin begründet ist, dass für sie Autonomie und Verbundenheit in gleicher Weise wichtig sind. Auf diese Mischform kommen wir im letzten Kapitel zurück.

Es sind also nicht alle Kombinationen von Elternsystemen gleich wahrscheinlich, sondern manche Kopplungen treten eher auf als andere. Daraus formen sich Stile, auf die wir im folgenden Kapitel ausführlicher eingehen werden. Zuvor müssen wir uns allerdings noch eine weitere Dimension der Elternstrategien anschauen – die sogenannten Interaktionsmechanismen. Interaktionsmechanismen modulieren, färben die Art und Weise, in der die Elternsysteme geäußert werden. Eine Dimension haben wir schon angesprochen: die Art der Aufmerksamkeit. Aufmerksamkeit kann exklusiv sein, d. h. ausschließlich auf das Baby ausge-

Interaktionsmechanismen

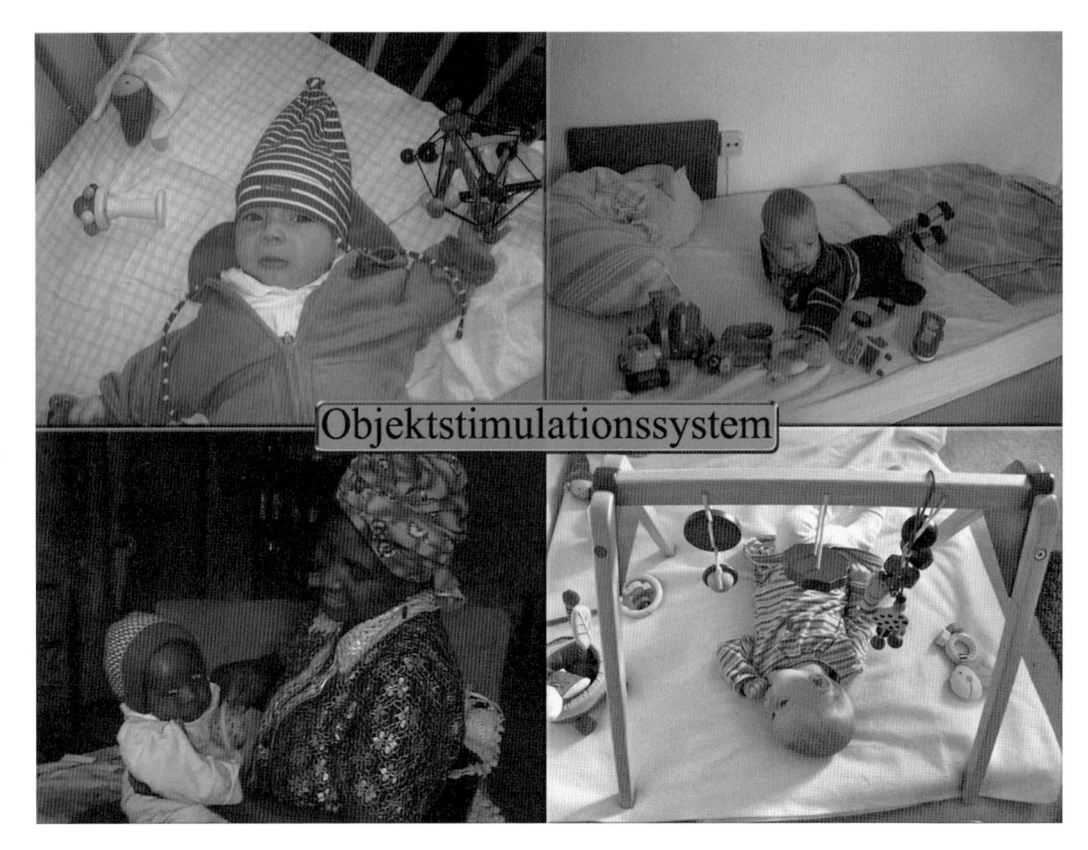

Abb. 6.8 Objektstimulationssystem (Foto oben links: Jan Hofer, Foto oben rechts: Jan Hofer, Foto unten links: Carolin Demuth, Foto unten rechts: Markus Lamm)

richtet. Blickkontaktsituationen sind solche dyadisch exklusiven Situationen – man kann nicht mehr als einer Person in die Augen schauen (◘ Abb. 6.7).

Es können aber auch mehrere Personen gleichzeitig exklusiv auf ein Baby ausgerichtet sein, das Baby ansprechen und vielleicht sogar in eine dyadische Interaktion »locken«. Man stelle sich einen Kinderwagen vor, in dem ein Baby liegt und in den zufällig vorbeikommende Bekannte schauen. Auf dem kamerunischen Bauernhof können mehrere Personen dabei zusehen, wie ein Baby motorisch stimuliert wird – indem es auf und ab bewegt wird. Auch das ist eine exklusive Aktivität, die dyadisch angelegt ist, an der aber mehrere Personen teilhaben können. Eine andere weit verbreitete Art der Aufmerksamkeit ist die geteilte oder gleichzeitige Aufmerksamkeit. Diese, besonders in traditionellen ländlichen Dörfern praktizierte Aufmerksamkeit bedeutet, dass die Betreuungsperson in ihrer Aufmerksamkeit gleichzeitig auf mehrere Dinge ausgerichtet ist. Die Mutter bereitet z. B. das Abendessen vor und

Die evolutionäre Ausstattung zum Elternsein

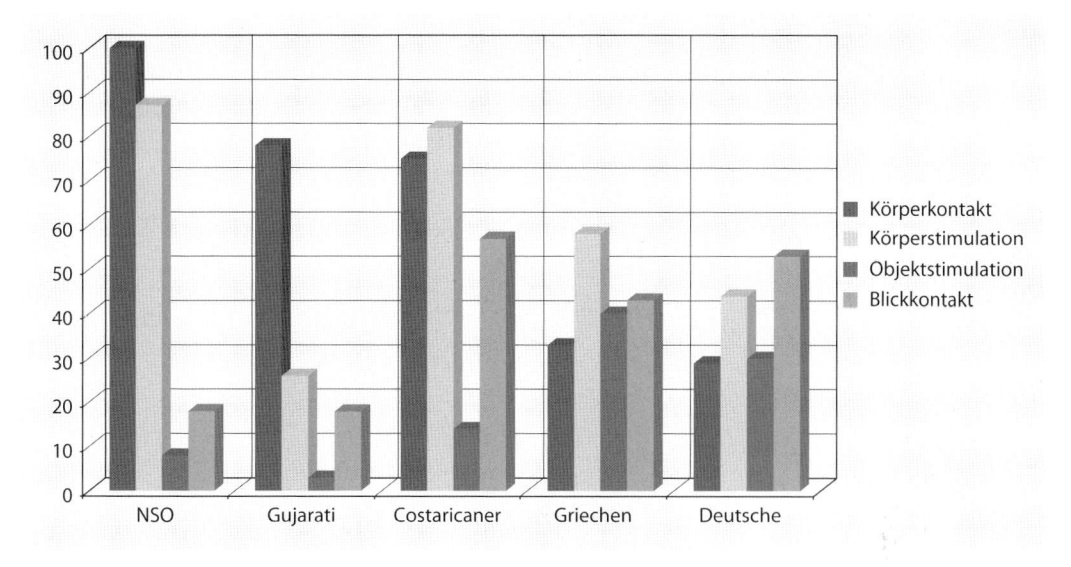

Abb. 6.9 Profile elterlichen Verhaltens aus den verschiedenen kulturellen Milieus

stillt gleichzeitig das Baby oder sie fegt den Hof mit dem Baby auf dem Rücken (Abb. 6.5).

Diese Betreuungsform darf aber nicht so missverstanden werden, dass das Baby dabei eigentlich vernachlässigt wird und »nur« mitläuft. Die Aufmerksamkeit ist tatsächlich auf verschiedene Dinge ausgerichtet – Multitasking in reiner Form. Mit körperlichen Regulationen reagiert die Mutter feinfühlig auf das Baby, auch wenn sie gleichzeitig Gemüse putzt.

Ein weiterer Interaktionsmechanismus besteht in der sogenannten Kontingenz. Dieses zunächst von dem Entwicklungspädiater Hanus Papoušek am Münchner Max-Planck-Institut für Psychiatrie entwickelte und empirisch nachgewiesene Konzept bedeutet, dass es eine elterliche Reaktionstendenz gibt, auf Babysignale in einem sehr kurzen Zeitfenster von weniger als 1 Sekunde zu reagieren. Diese universelle Tendenz ist Teil des evolvierten, intuitiven Elternprogramms und erlaubt Säuglingen mit ihrer beschränkten Gedächtniskapazität, sich selbst als Ursache von Verhalten anderer zu erleben, damit Kausalitätserfahrungen und auf dieser Basis Vorhersagen über die Zukunft zu machen. Diese Kontingenzen sind in erster Linier im »Face-to-face«-System untersucht worden, insbesondere in den Verhaltensmodi schauen, lächeln und sprechen/vokalisieren. Es ist inzwischen vielfältig empirisch untermauert worden, dass es sich tatsächlich um eine universelle Verhaltenstendenz handelt, die natürlich unterschiedlich häufig – in Abhängigkeit vom Auftreten des »Face-to-face«-

Interaktionsmechanismen

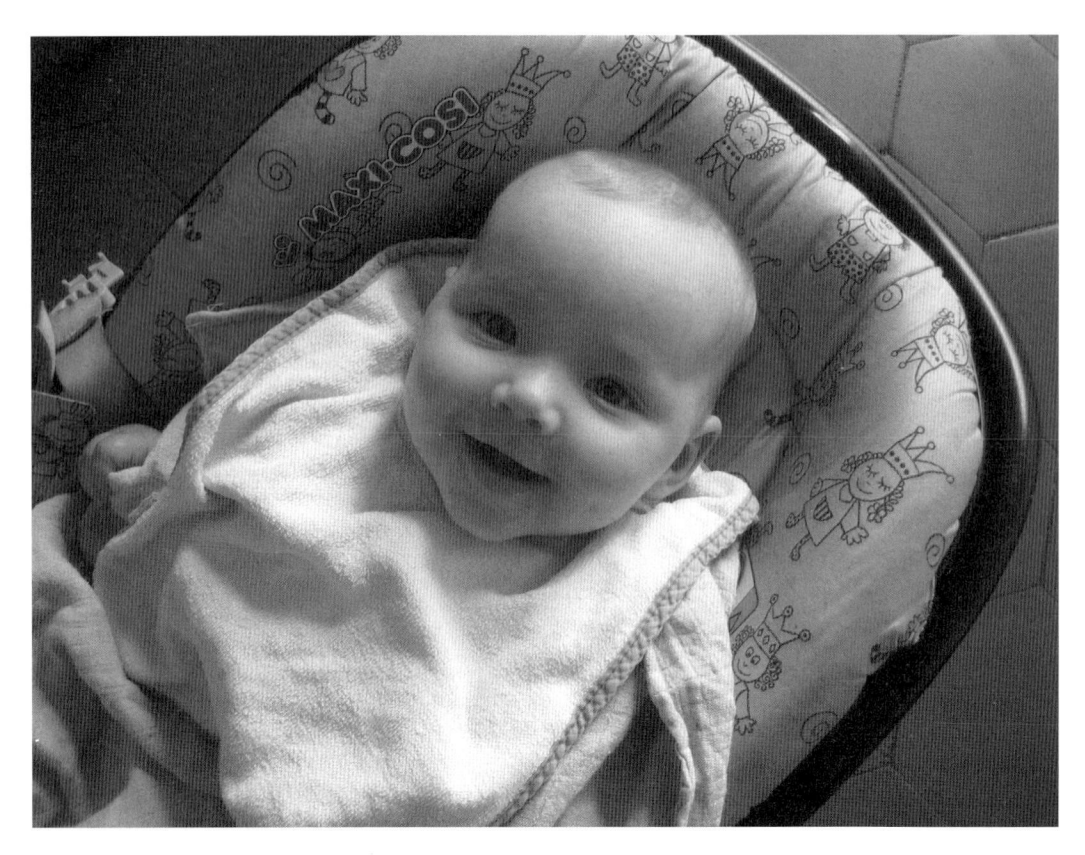

Abb. 6.10 Der Ausdruck positiver Emotionalität (Foto: Jan Hofer)

Positive und negative Emotionalität

Systems – in verschiedenen Umwelten zu finden ist. Kontingenzen körperlicher Art, wie wir sie zuvor angesprochen haben, sind dagegen bisher kaum untersucht worden, mit Sicherheit aber nicht weniger wichtige Entwicklungsmechanismen.

Ein weiterer Entwicklungsmechanismus besteht in Wärme, den wir ebenfalls bereits angesprochen haben. Wärme kann physisch direkt vermittelt und wahrgenommen werden, wie beispielsweise durch Körperkontakt, kann aber auch im »Face-to-face«-Modus durch emotionale Äußerungen, wie z. B. Lächeln oder eine bestimmte Stimmlage, ausgedrückt werden.

Der letzte Entwicklungsmechanismus besteht in der Ausrichtung auf positive oder negative Emotionalität. Kulturen, aber auch Individuen unterscheiden sich danach, ob sie eher auf positive oder negative kindliche Signale ansprechen. Positive und negative Emotionalität sind zwei unterschiedliche Systeme, die in unterschiedlichen Hirnarealen verortet sind. Anuk und Luisa zeigen uns beides in Abbildung 6.10 (Abb. 6.10) und 6.11 (Abb. 6.11).

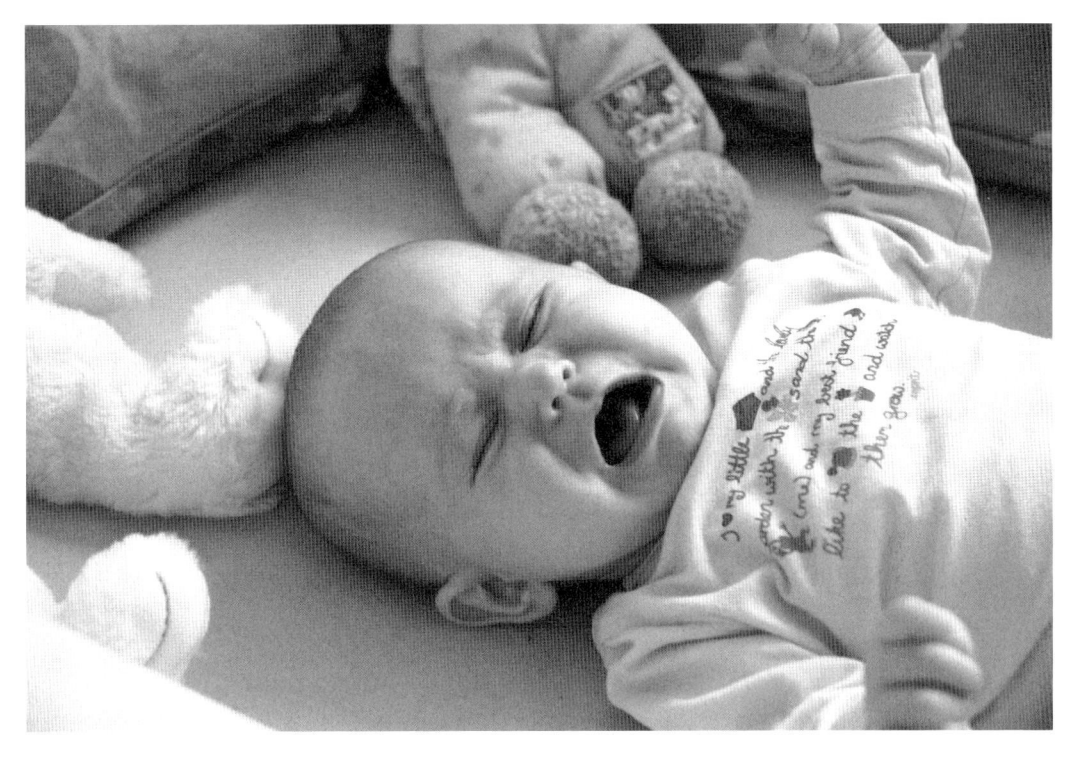

Abb. 6.11 Der Ausdruck negativer Emotionalität (Foto: Markus Lamm)

Auch Interaktionsmechanismen treten in Mischungen in unterschiedlichen elterlichen Stilen auf. Kontingenz und Wärme können zusammen auftreten, müssen es aber nicht. Reaktionen auf negative Emotionalität kann in exklusiv dyadischen Situationen thematisiert oder auch im Kontext geteilter Aufmerksamkeit reguliert werden.

Im Folgenden konzentrieren wir uns zunächst auf die beiden elterlichen Verhaltensstrategien, die den Prototypen für die beiden oben skizzierten soziodemografischen Kontexte und den entsprechenden kulturellen Modellen zugeordnet werden können: die westliche Mittelschichtfamilie am Beispiel deutscher Familien aus verschiedenen deutschen Großstädten und die ländliche Bauernfamilie am Beispiel der nordwestkamerunischen Nso-Bauern. Die Nso sind einer der vielen ethnischen Stämme Kameruns, die noch in einem intakten traditionellen Herrschaftssystem leben mit einem König (»Fon«) und einer Hierarchie von Würdenträgern, die die Geschicke des Volkes, insbesondere seine spirituellen Wurzeln und Gebräuche erhalten, tradieren und bewahren. Die Familien leben in patrilinearen, hierarchisch organisierten Clans und erwirtschaften sich ihren Lebensunterhalt durch Landwirtschaft. Ebenso wie die deutschen Familien sehr viele Ähnlichkei-

Das Volk der Nso in Nordwestkamerun

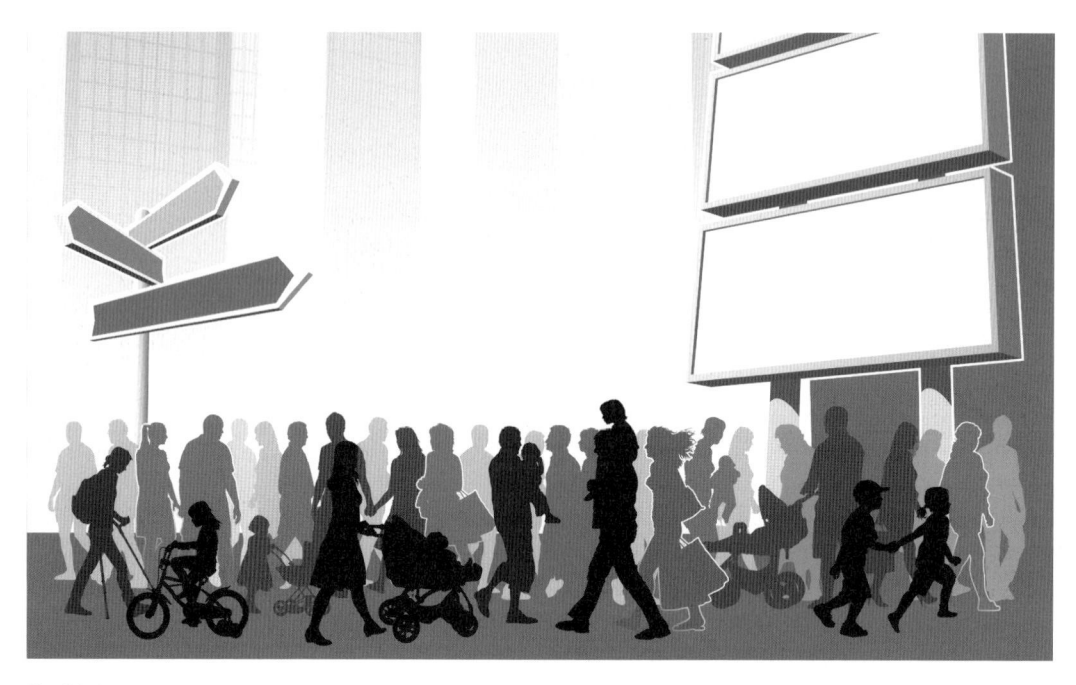

Abb. 6.12 Lebenswirklichkeit in einer deutschen Großstadt (Bildrechte liegen bei Boguslaw Mazur/shutterstock.com)

ten in ihrem Lebensalltag und ihren Sozialisationsstrategien mit anderen europäischen und nordamerikanischen Familien aufweisen, sind die Nso-Bauern in ihrem Lebensstil und ihren Sozialisationsstrategien anderen nicht-westlichen Bauern in Afrika, Asien, Südamerika, aber auch der Türkei sehr ähnlich. Daher bezeichnen wir sie als Prototypen. Sie helfen uns, grundsätzliche Muster zu erkennen und zu verstehen. Damit wird es auch möglich, die zugrunde liegenden Muster in Mischformen zu identifizieren.

Die Lebenswirklichkeit für eine Mittelschichtfamilie in einer deutschen Großstadt besteht aus dem begrenzten häuslichen Umfeld, eingebettet in eine große Zahl von anonymen sozialen Begegnungen (Abb. 6.12).

Die Lebenswirklichkeit einer Nso-Bauernfamilie ist der »compound«, also der Hof, auf dem die Großfamilie lebt und in dessen Nachbarschaft sich weitere Höfe befinden, deren Bewohner seit Generationen Nachbarn sind, wie in Abbildung 6.13 (Abb. 6.13) zu sehen ist. Rund um die Höfe werden Gemüse für den täglichen Bedarf angebaut, Hühner laufen frei herum – zuweilen werden sie allerdings auch angebunden, um nicht wegzulaufen. Felder befinden sich etwas außerhalb der Dörfer und können auch in beträchtlicher Entfernung liegen.

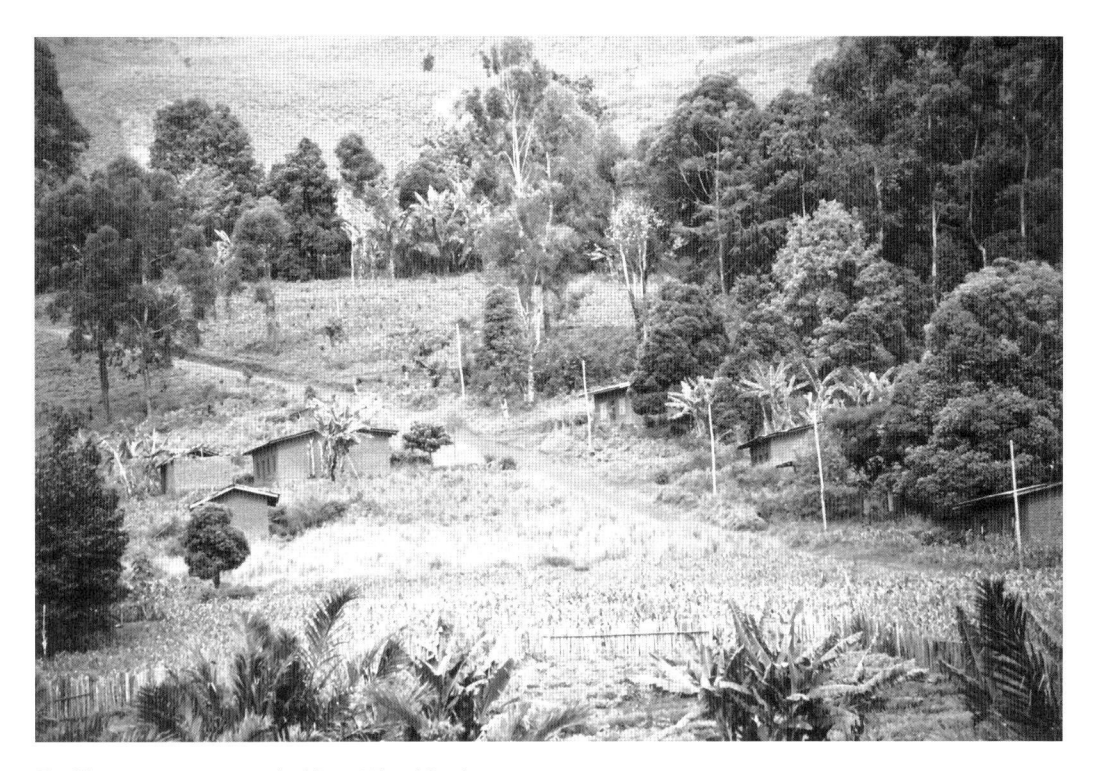

Abb. 6.13 Ein Nso-Bauernhof (Foto: Hiltrud Otto)

Die kulturellen Modelle, die in diesen beiden Kontexten adaptiv sind, unterscheiden sich maximal, wie wir gesehen haben. Entsprechend unterschiedlich sind elterlichen Strategien, die ja darauf angelegt sind, kompetente Mitglieder für die jeweiligen Umwelten zu erziehen.

Eltern auf Distanz – Blickkontakt, Sprache und Objekte: die westliche Mittelschichtfamilie

Distale Sozialisationsstrategie

Die via regio der frühen Eltern-Kind-Interaktion westlicher Mittelschichtfamilien ist der Blickkontakt, das »Face-to-face«-System, gepaart mit viel Sprache und Ansprache sowie Objekten. Diese drei Elternsysteme formen eine **distale Strategie**: elterliches Verhalten aus der Distanz, durch Sehen und Hören. Per definitionem sind das exklusive, dyadische Situationen. Solche intensiven Interaktionen finden immer wieder während des Tages statt. Am Anfang sind sie kurz, dauern nur wenige Minuten. Mütter und Väter konzentrieren sich dabei auf das Baby und versuchen, alles andere auszublenden. In der Regel geschieht das in den ersten Lebensmonaten so, dass das Baby auf dem Rücken liegt, auf einer Matte auf dem Fußboden, dem Sofa, dem Bettchen, der Wiege; die Mutter oder der Vater – selten auch andere Bezugspersonen – beugen sich über das Baby und tauschen im »Face-to-face«-Modus mimische Signale aus, sprechen dabei mit dem Baby und stimulieren mit Objekten. Körperkontakt ist dabei eher reduziert auf Hand- bzw. Fingerkontakt und motorische Stimulation wird eher vermieden, wie wir später noch genauer sehen werden.

Abbildung 7.1 zeigt eine solche typische Spielsituation, wie wir sie immer wieder beobachten können (◘ Abb. 7.1). Das Konzept, das deutsche Mittelschichtmütter dabei haben, ist, dass sie sich mit dem Kind beschäftigen. Beschäftigung bedeutet Zuwendung, Anregung, Stimulation. Die Mütter haben viel gelesen und wissen, dass vielfältige Anregung wichtig ist für die Förderung des Babys.

Häufig werden wir gefragt, ob das Verhalten, das wir in unseren Forschungssituationen beobachten, denn wirklich das alltägliche Verhalten spiegele oder ob nicht vielmehr, zumal wenn gefilmt wird, sozial erwünschtes Verhalten gezeigt werde. Aber ist sozial erwünscht nicht genau das, von dem wir denken, dass es richtig und gut ist – und das wir bemüht sind zu zeigen, wenn uns jemand zuschaut – und insbesondere dann, wenn die Zuschauer auch noch Psychologen sind ... Das sozial erwünschte Verhalten bildet also genau die kulturelle Folie ab, die uns interessiert. Selbst wenn dies in solchen öffentlichen Situationen übertrieben geäußert wird, können wir doch davon ausgehen, dass Babys in der häuslichen Privatheit Variationen dieser Strategie erfahren, vermutlich weniger lang, weniger intensiv, zuweilen weniger engagiert – aber doch selten etwas grundsätzlich anderes! Natürlich erfahren Babys auch Körperkontakt, aber seien wir ehrlich – meist sind es bestimmte Situationen, vor dem Schlafen, nach dem Stillen/Füttern zum Bäuerchen machen. Das Baby einfach nur herumzutragen, eng am Körper zu halten, wird nicht als adäquate Beschäftigung verstanden.

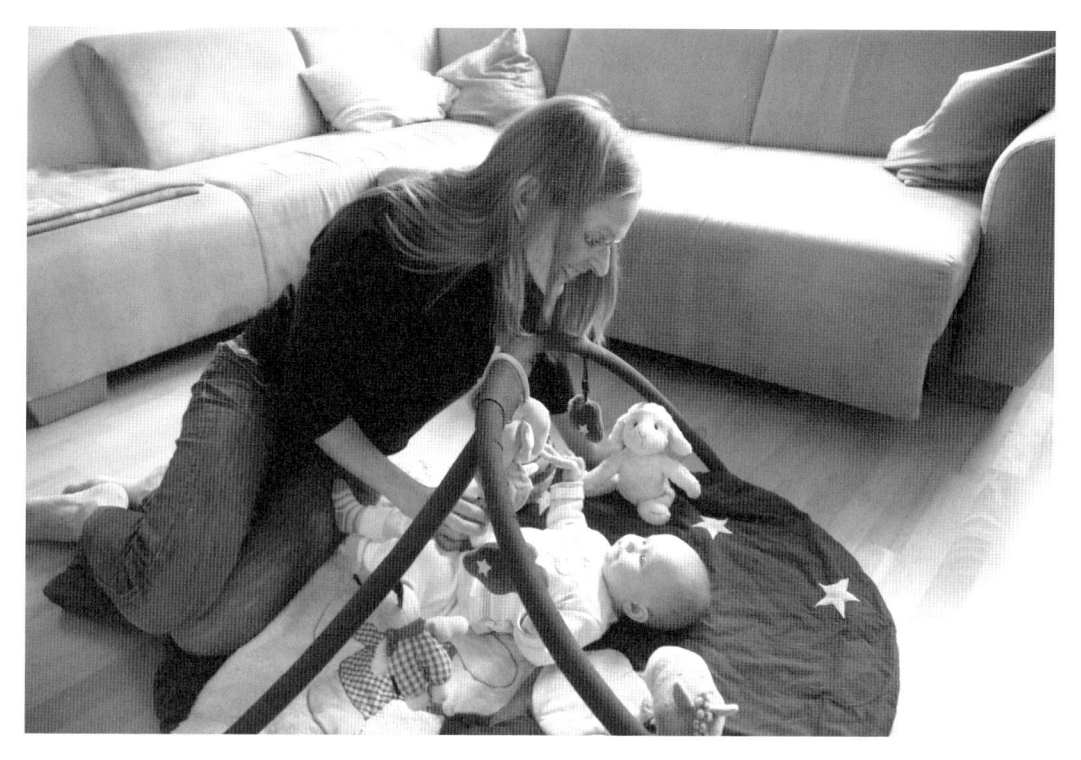

Eltern auf Distanz – Blickkontakt, Sprache und Objekte

◘ Abb. 7.1 Dyadische Interaktion mit Riesenspielzeug (Foto: Markus Lamm)

Die distale Sozialisationsstrategie stellt das Baby ins Zentrum. Dies äußert sich nicht nur in den exklusiven, dyadischen Interaktionssituationen, sondern in der Perspektive, die wir gegenüber dem Kind einnehmen. Mütter geben uns Auskunft über diese Perspektive, wenn wir einmal genau zuhören, was sie uns erzählen. Im Folgenden ist ein Ausschnitt aus einem Interview mit einer Berliner Mutter eines dreimonatigen Babys wiedergegeben, wo es um diese Exklusivität beim Stillen geht. Vorab muss noch gesagt werden, dass die Beispiele aus Interviews und Konversationen in diesem Buch wörtliche Transkripte sind – die gesprochene Sprache unterscheidet sich bei uns allen ganz wesentlich von der geschriebenen. Wir sprechen nicht in wohlgeformten Sätzen, sondern haben einen eigenen Sprachfluss und Sprachduktus. Um den Stimmen Authentizität zu verleihen, haben wir die gesprochene Sprache nicht beschönigt.

» Und, häufig ist es ja so, dass sie dann auch Blickkontakt suchen beim Stillen, und wenn sie den suchen, wollte man den Kindern den auch geben. Ehm, wenn sie, wenn sie eh', also ich merke das auch bei ihr, dass, zumindest jetzt, wo sie älter ist, sie das schon stört, wenn ich nebenbei was anderes mache, sprich mich unterhalte oder, das kriegt sie dann schon mehr mit, und ich … und ist dann auch abgelenkt. Und, äh, ich versuche, zumindest wenn ich alleine bin oder, oder, auch wenn, wenn unsere Freunde da sind oder so, versuche ich eben selber auch, mich dann schon ihr zuzuwenden, und ich denke, das ist für die anderen nicht so schlimm! «

Das selbstbestimmte Baby

Das Baby spielt eine aktive, gleichberechtigte Rolle – auch beim Stillen, wie diese Mutter aus Berlin das Verhalten ihres 3 Monate alten Babys erklärt: »Er nimmt die Brust, um sich zu beruhigen und einzuschlafen. Er spielt mit der Brust, dann brabbelt er und spricht mit mir … und wenn er nicht mehr will, kommt die Hand und schiebt die Brust beiseite. Danke, Mama!« Im Zentrum steht das Kind – dieses Sozialisationsskript wird uns noch häufiger begegnen!

Das Baby ist aktiv und selbstbestimmt. Es stillt sich selbst und hört auf, wenn es nicht mehr mag! Sprache spielt eine wichtige Rolle in dieser elterlichen Strategie. Während der frühen Konversationen wird den Babys gespiegelt, dass sie einzigartig sind, sie werden andauernd gelobt für alles, was sie tun und auch nicht tun, sie werden in ihren Verhaltensäußerungen bestärkt, sie werden nach ihren Wünschen gefragt und ihre Präferenzen werden erkundet. Im Folgenden einige kurze Ausschnitte aus solchen Konversationen:

Mutter: »Ganz toll! Mhm. Ganz toll! Ganz toll machst Du das!«
Und eine andere Mutter: »Das kannst du gut, gut machst du das! Ja, gut machst du das. Gut machst du das. Woll'n wa das noch mal machen? Woll'n wa das noch mal machen? Jetzt nicht mehr?«

Die Unterhaltungen der verschiedenen Mütter sind sich sehr ähnlich, wie man an den Beispielen sehen kann. Und sie haben immer Dialogcharakter, d. h., die Mütter simulieren diese Dialoge, das Hin und Her der Gesprächsführung, wie eine Berliner Mutter eines dreimonatigen Babys sagt: »Und dann kommen da auch Glückslaute und er redet mit mir. Also das ist in Kontakt kommen, in Kontakt, ne.«

Objekte spielen eine große Rolle in dem Interaktionsgeschehen: »Wonach schaust Du, wonach schaust Du, Schatz? Brauchst Du Dein Nilpferd? Willst Du nur Dein Nilpferd haben? Was hältst Du davon?? Hm? Magst Du das Buch?, Erinnerst Du Dich an das Buch? […] Erinnerst Du Dich?«

Die exklusive, dyadische Situation, die auf die mentale Welt des einzigartigen Kindes zentriert ist, kann als kulturelle Folie be-

Eltern auf Distanz – Blickkontakt, Sprache und Objekte

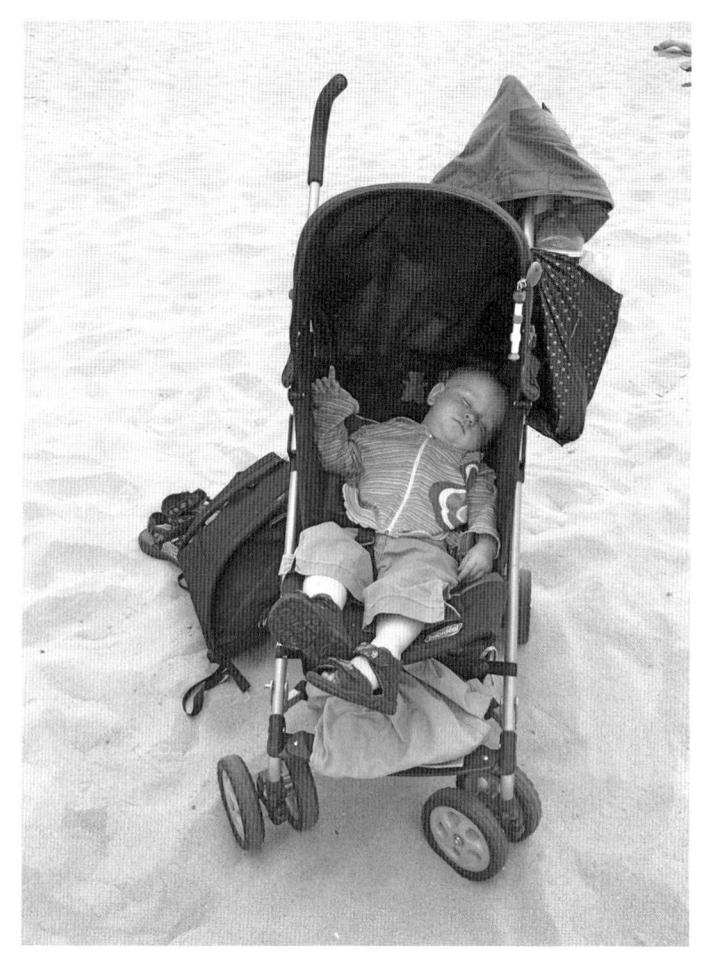

◘ Abb. 7.2 Johanna schläft in ihrem Kinderwagen (Foto: Markus Lamm)

trachtet werden, die natürlich in vielerlei Variationen auftreten kann, deren Grundelemente – das Baby liegt auf dem Rücken, es besteht wenig Körperkontakt, das Medium der Interaktion ist der Blickkontakt mit Sprache und Objektstimulation – so bestehen bleiben. Zu dieser Strategie gehört natürlich auch, dass Babys alleine schlafen – zumindest sollen sie das –, und dass sie in Kinderwagen und Buggys transportiert werden. Manchmal schlafen sie auch im Buggy ein wie Johanna in Abbildung 7.2 (◘ Abb. 7.2) bei einem Strandausflug.

Natürlich sollen sich Babys auch alleine beschäftigen (◘ Abb. 7.3) – dazu haben sie große, bunte Geräte!

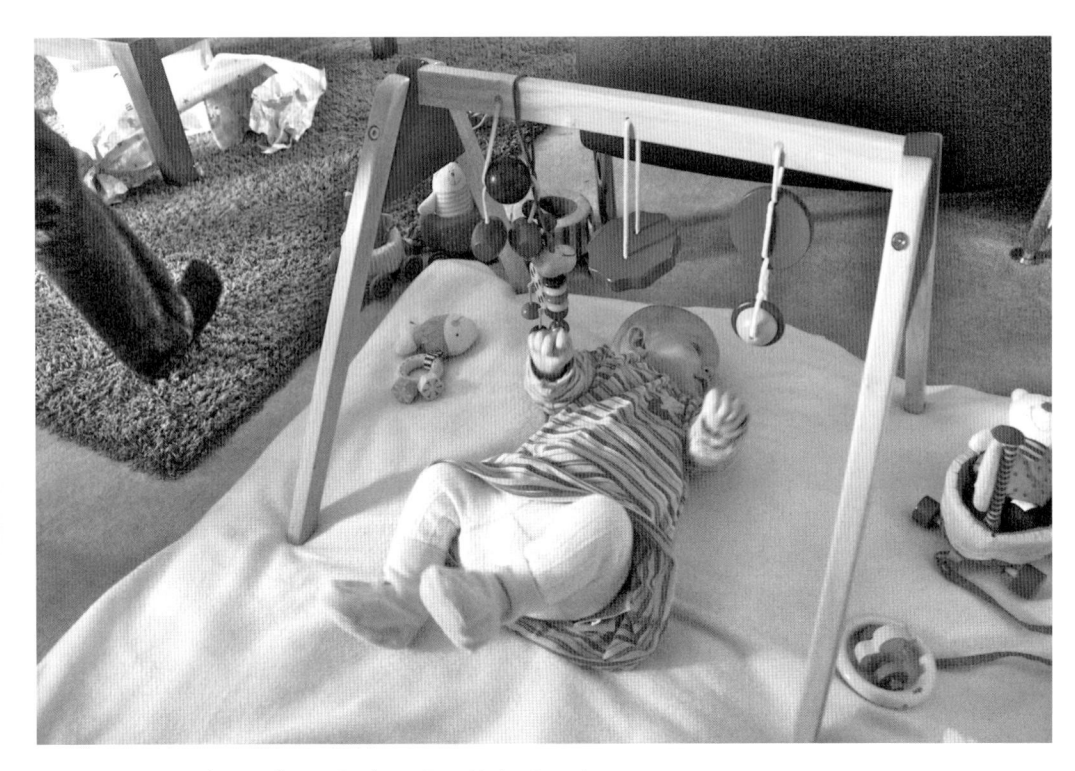

Abb. 7.3 Die mächtige Rolle von Spielzeug (Foto: Markus Lamm)

Es ist überhaupt wichtig, dass Babys von Anfang an lernen, auch Zeit alleine zu verbringen und nicht immer jemanden um sich herum brauchen. Im folgenden kurzen Ausschnitt aus einem Interview wird dies deutlich (M = Mutter, I = Interviewer).

▶M: Sie brauchen nicht ständig jemand um sich herum. Sie werden quengelig und klammern, und nur, weil sie nicht alleine sein können. Es ist wichtig für Kinder, für Menschen, eine Beziehung mit sich selbst zu haben, damit man alleine sein kann.

◆I: Mhm. Wenn sie älter sind?

▶M: Uhm – selbst wenn sie Babys sind, sie müssen in der Lage sein, nicht ständig jemanden um sich herum zu brauchen.

◆I: Mhm.

▶M: So entwickeln sie eine Identität.

Psychologische Autonomie stellt das Kind in den Mittelpunkt

Das kulturelle Modell, das hier zum Ausdruck kommt, ist das der psychologischen Autonomie. Das äußert sich insbesondere darin, dass das Baby sehr früh als eigene Person mit eigenen Wünschen, Präferenzen, Vorstellungen behandelt und in der Entwicklung seiner inneren Welt unterstützt wird. Diese Sichtweise hat natürlich Konsequenzen für das Bild des anderen und für Beziehungen. Anpassung und Respekt gegenüber Älteren widerspricht der Primarität des Ausdrucks der eigenen Wünsche und Bedürfnisse. Andere Personen spielen natürlich eine wichtige Rolle, werden aber immer vor dem Hintergrund eigener Bedürfnisse und eigener Vorstellungen wahrgenommen.

Zusammenfassend kann man also sagen, dass die Sozialisationsstrategie zur psychologischen Autonomie kindzentriert ist, dass das Baby als quasi gleicher Partner in der Interaktion betrachtet wird und ihm auch dieser Raum der eigenen Äußerungen und der eigenen Darstellung gegeben wird, der Selbstausdruck des Kindes und der Wert des Kindes werden betont. Die Bezugspersonen führen mentalistische Dialoge mit den Babys, indem sie auf innere Zustände, auf Wünsche, auf Präferenzen der Babys eingehen. Positive Emotionalität spielt eine wichtige Rolle in dieser frühen sozialen Erfahrungswelt, die insgesamt das Ziel verfolgt, Individualität und deren Ausdruck zu vermitteln und zu unterstützen. Darauf werden wir in Kapitel 15 zurückkommen.

Dieses Modell ist adaptiert an die Lebensrealität von Mittelschichtfamilien der westlichen Welt, die eine hohe formale Ausbildung haben (14+ Jahre formale Bildung), die ihr erstes Kind mit Mitte bis Ende 30 bekommen, die selten mehr als ein Kind haben und die in einer Kernfamilie (Mutter, Vater, Kind) zusammenleben.

Zwischen mich und mein Baby darf kein Blatt passen: die traditionelle Bauernfamilie

In traditionellen Bauernfamilien gibt es keine Kinderzimmer und auch das Konzept des Wohnzimmers ist dort fremd. Die kamerunischen Nso-Bauern, von denen wir in den letzten Jahren sehr viel gelernt haben, repräsentieren eine solche typische traditionelle Welt, die wir in ähnlicher Weise an vielen Orten dieser Erde vorfinden und die auch bei uns bis vor wenigen Jahrzehnten in den Dörfern Alltag war – allerdings mit klimatisch bedingten Unterschieden. In den Nso-Familien findet das Leben nicht im Haus statt, sondern in den offenen Höfen – das war in deutschen Dörfern sicher anders, wo sich das Leben eher im Haus und dort in der Küche abspielte. Gemeinsam ist ein von allen geteilter Lebensraum. Alle Generationen sind an den alltäglichen Abläufen beteiligt und erfüllen ihre jeweiligen Pflichten ohne Fragen und Verhandlungen. Jeder kennt seinen Platz. Babys sind selbstverständlich Teil dieses Alltagsgeschehens. Es gibt keine extra Räume, extra Aktivitäten und Rücksichten – Babys sind einfach da und immer dabei. Abbildung 8.1 (◘ Abb. 8.1) zeigt eine solche alltägliche Situation einer Nso-Bauernfamilie, in der gleichzeitig auch noch eine unserer Untersuchung stattfindet.

Die proximale Sozialisationsstrategie

Babys stehen in diesem Lebenskontext selten im Zentrum der Aufmerksamkeit, sie sind aber auch niemals alleine. **Proximale Strategie** bedeutet Nähe, die Babys befinden sich in ständigem Körperkontakt, natürlich mit der Mutter, die im ersten Lebensjahr wegen des Stillens eine besondere Rolle spielt. Das Stillen, die Muttermilch ist zentral dafür, ein richtiger Nso werden zu können. Das Baby hat aber auch regelmäßigen Kontakt mit vielen anderen Bezugspersonen wie älteren Geschwistern, Tanten und Nachbarn. Auch von Fremden, die das Baby zum ersten Mal sehen, wird erwartet, dass sie es sofort auf den Arm nehmen – alles andere wäre eine Verletzung der Höflichkeit und Würde. Ältere Menschen erinnern sich sicher noch daran, dass dies auch bei uns üblich war, bis in den 1970/80er Jahren die Erziehungsideologie wechselte und es als intrusiv galt, fremde Babys anzufassen – und das galt dann selbstverständlich auch für die weiter entfernt lebende Oma!

Die ständige körperliche Nähe des Nso-Babys mit seinen Bezugspersonen impliziert, dass die Aufmerksamkeit häufig geteilt ist – das Baby wird natürlich in seinen körperlichen Signalen wahrgenommen und darauf wird auch prompt reagiert, aber gleichzeitig werden auch andere Alltagshandlungen ausgeführt. Die Marktfrau in Abbildung 8.2 (◘ Abb. 8.2) hat ihr dreimonatiges jüngstes Kind in einem Tuch auf den Rücken gebunden. Obwohl sie das Baby selten anschaut und seine Mimik nicht beobachtet, nimmt sie doch alle feinen Signale der Befindlichkeit mit dem Körper wahr und reagiert sehr sensitiv darauf, z. B. mit Positions-

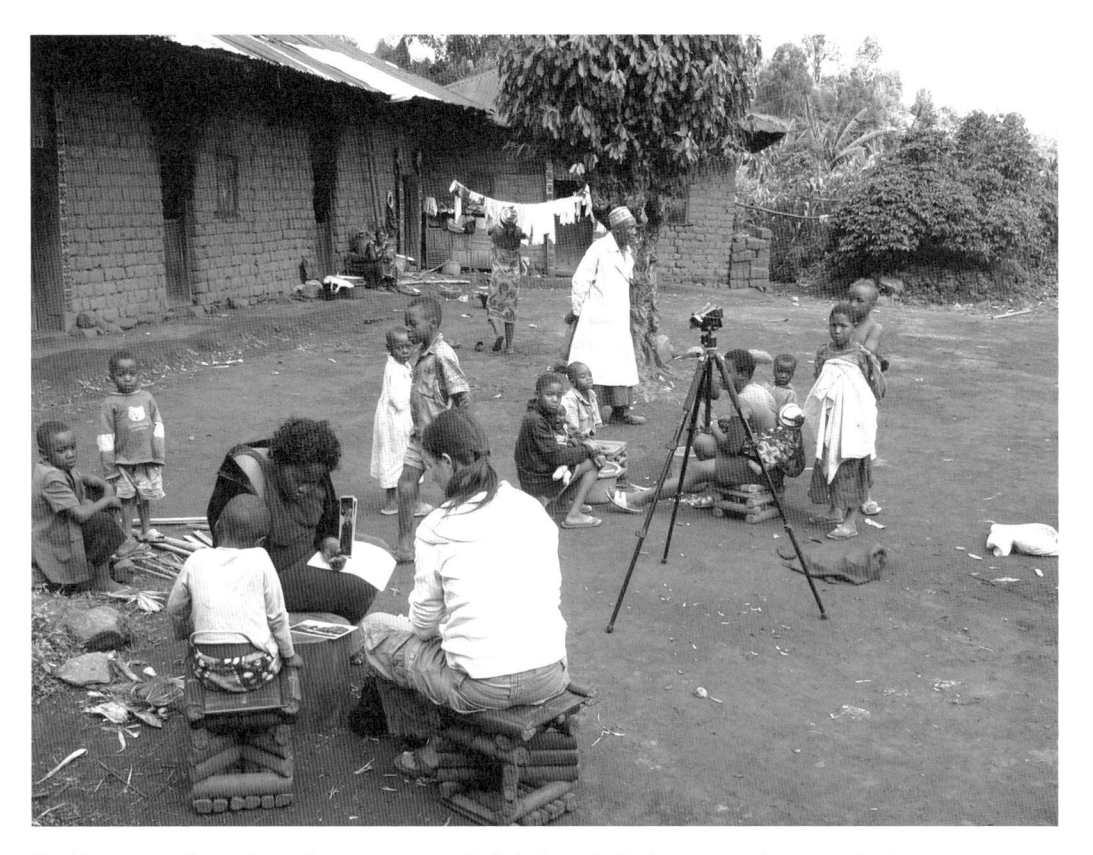

Zwischen mich und mein Baby darf kein Blatt passen

Abb. 8.1 Das offene Leben auf einem Nso-Bauernhof erlaubt auch gleichzeitige Forschungsprojekte (Foto: Bettina Lamm)

änderungen. Bei geringsten Anzeichen von Unruhe wird sie das Baby an die Brust anlegen.

Häufig wird das Baby aber auch von Geschwistern gehalten, in der Nähe der Mutter, damit sie gleich stillen kann, wenn notwendig (Abb. 8.3). Diese Situationen ermöglichen soziale Prägungen, weil Baby und ältere Geschwister die Alltagshandlungen der Mutter und anderer Familienmitglieder beobachten und daran teilnehmen können.

Bald werden die Babys aber auch schon von ihren mobilen Babysittern zwischen den Höfen und auf dem Dorf herumgetragen. Vielleicht haben die Babysitter Aufgaben zu erledigen, die sie weiter wegführen, wie die Kinder in Abbildung 8.4 (Abb. 8.4)?

Nso-Babys werden von verschiedenen Babysittern betreut, systematisch und von Anfang an. In der Regel sind es drei bis fünf feste Babysitter, die durchaus durch gelegentliche andere ergänzt werden können. Dieses Sozialisationssystem ist weit verbreitet in den Bauerndörfern der nicht-westlichen Welt. Es geht einher mit

Die Rolle von Babysittern

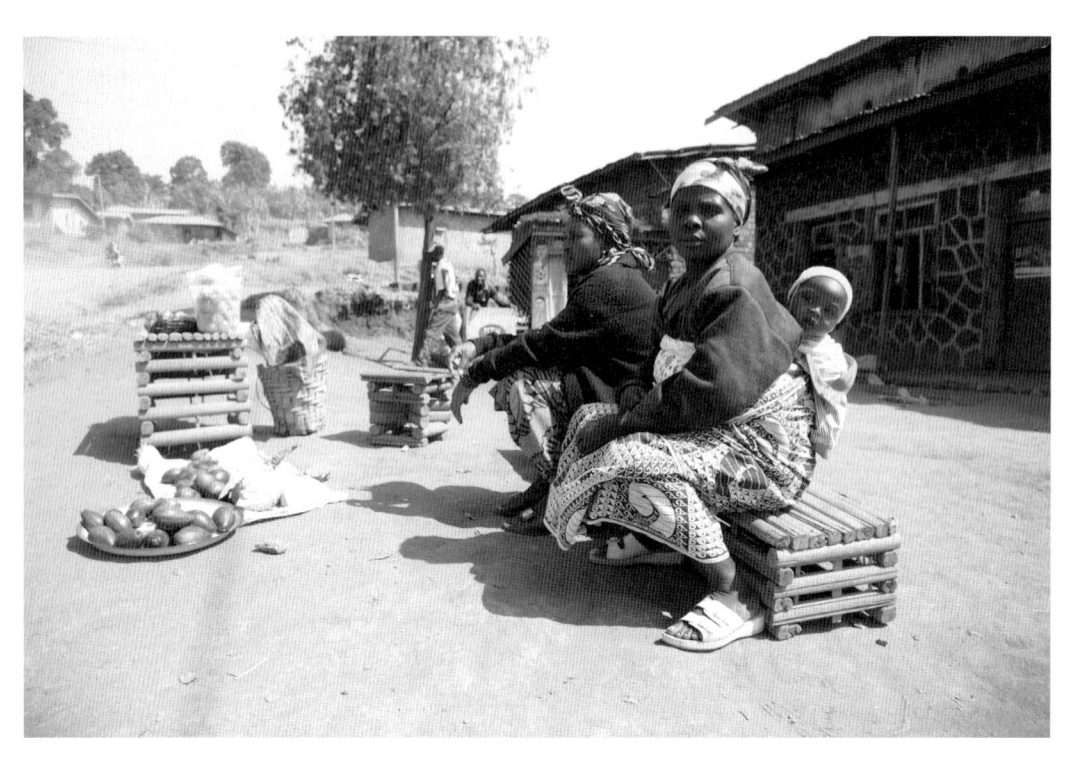

● **Abb. 8.2** Der Alltag des Nso-Babys: geteilte Aufmerksamkeit (Foto: Hiltrud Otto)

der kulturellen Vorstellung, dass es für ein Baby nicht gut ist, zu eng an seine Mutter gebunden zu sein – was ist, wenn sie keine Zeit hat, sich um das Baby zu kümmern? Das Hineinwachsen in die Geschwistergruppe und die Entwicklung guter Beziehungen zu den Geschwistern nennen die Nso-Bauern als wichtigste Aufgabe im ersten Lebensjahr eines Babys (Keller u. Lamm 2010). Vom Tag der Geburt an werden diese Beziehungen kulturell gestaltet – zunächst durch das traditionelle Begrüßen. Die Geschwister besuchen mit den Frauen der Familie und den Nachbarinnen das Neugeborene, sie nehmen es auf, halten und tragen es (Yovsi 2003). Sie wachsen dann in die Rolle als Babysitter ganz natürlich hinein durch Beobachtung und Imitation der Mütter und der älteren und erfahreneren Babysitter. Bereits vom zweiten Lebensmonat an werden die Babys für immer längere Zeitspannen in der Obhut der Babysitter belassen und letztendlich übernehmen diese die komplette Versorgung bis auf das Stillen. Mit dem Zufüttern zwischen dem vierten und sechsten Lebensmonat wird das Baby von der Versorgung durch die Mutter unabhängiger, und entsprechend verbringen sie immer mehr Zeit mit Babysittern (Lamm 2010). Die Geschwister sind so die wichtigsten kulturellen Informanten für die Babys. Bettina Lamm hat in ihrer Dissertation die

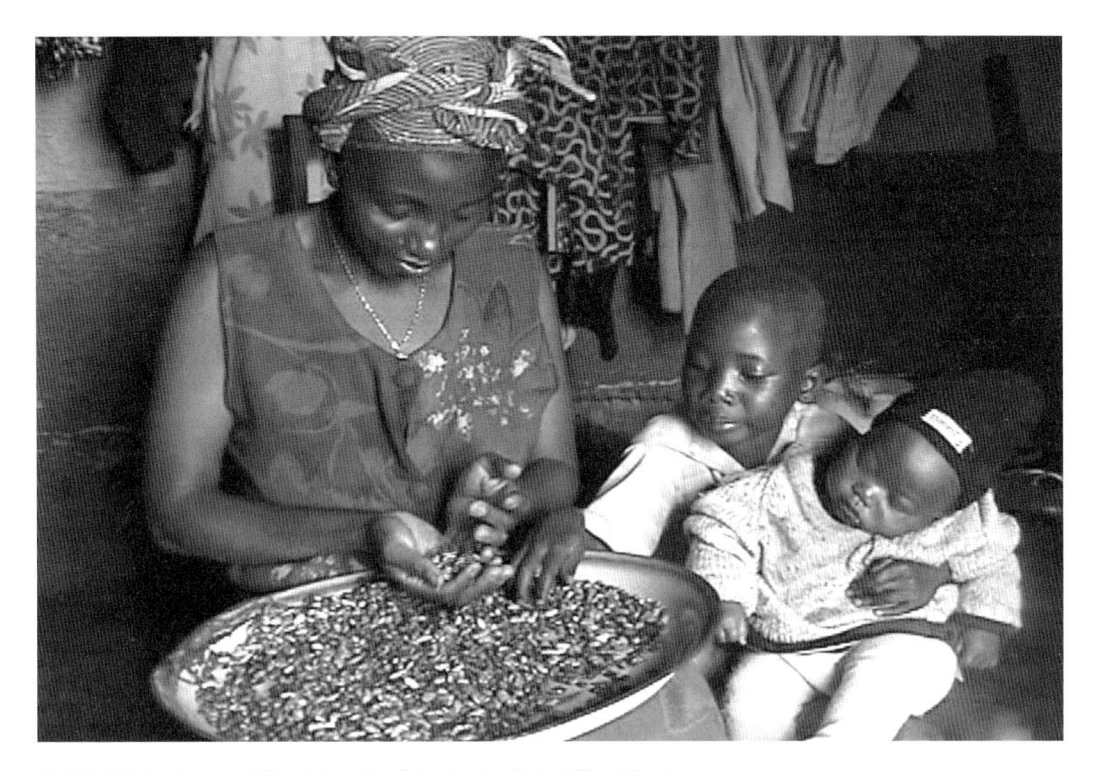

◘ **Abb. 8.3** Das Baby schläft auf dem Schoß des Bruders (Foto: Hiltrud Otto)

Ideen von 4- bis 8-jährigen Babysittern zum Umgang mit Babys in Interviews analysiert (Lamm 2008). Die Nso-Kinder spiegelten die Vorstellungen der Mütter. So wiesen sie eine hohe Sensitivität für negative Signale des Babys auf, fokussierten auf Körperkontakt und Körperstimulation und betonten die Notwendigkeit, gleichzeitig anfallende andere Aufgaben bewältigen zu können. Die Nso-Kinder hielten sich auch für die besten Betreuer von Babys – übrigens ganz im Gegensatz zu deutschen Kindern, die das für das Privileg der Mütter hielten.

Sarah Blaffer Hrdy (1993) hat aus evolutionär/anthropologischer Sicht argumentiert, dass die Menschheit wohl nicht überlebt hätte, wäre die Pflege und Fürsorge der Nachkommen der Mutter und der Kernfamilie überlassen gewesen. Sie argumentiert für die besondere Rolle von Großmüttern. Viele Anthropologen und kulturinteressierte Psychologen haben inzwischen eine Vielfalt solcher sogenannter sozial verteilter Betreuungssysteme in verschiedenen Teilen der Welt nachgewiesen.

Zurück zu den Nso: Motorische Stimulation ist ein weiterer integraler Bestandteil der proximalen Strategie. Bei den Nso besteht die motorische Stimulation insbesondere darin, das Baby aufrecht zu halten und auf und ab zu bewegen, und auch ein biss-

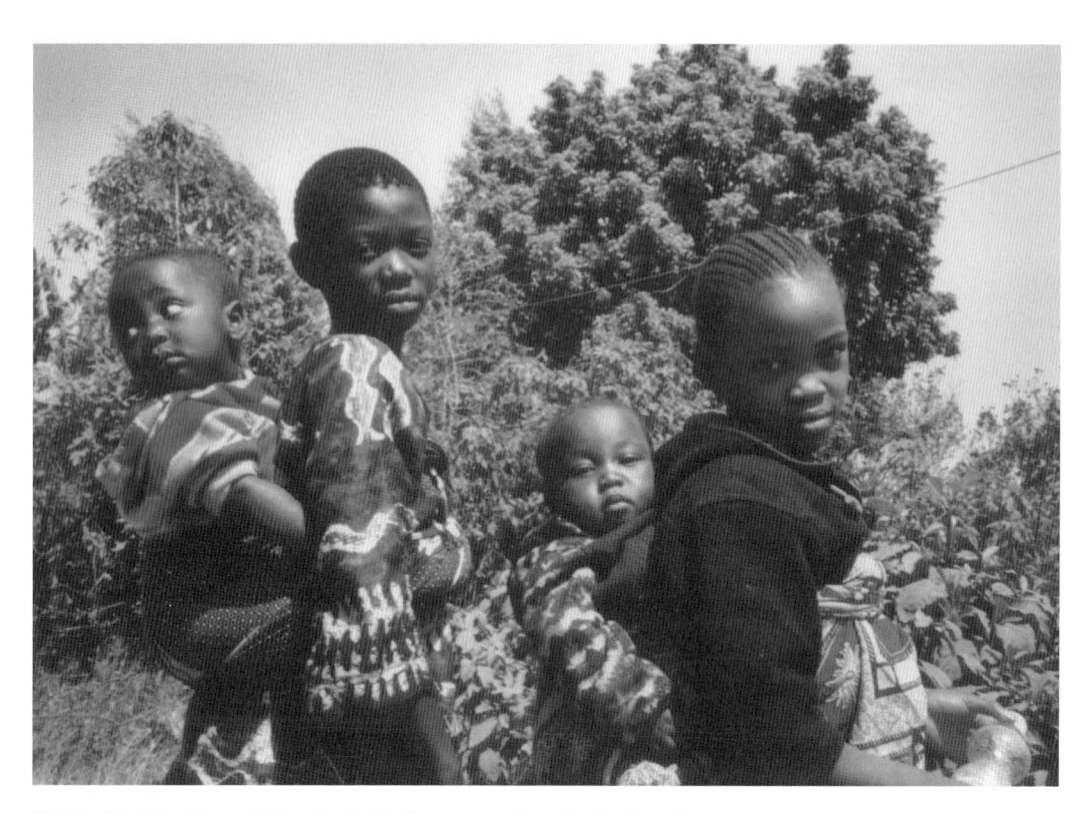

○ Abb. 8.4 Babysitter und Babys sind im Dorf unterwegs (Foto: Bettina Lamm)

chen hochzuwerfen und aufzufangen. Dies wird als eine weitere notwendige Erfahrung, ein Nso zu werden, verstanden. Wenn wir eine deutsche Mutter der Mittelschicht in einem psychologischen Labor darum bitten, mit ihrem Baby zu spielen, wird sie es auf den Rücken legen, wie wir es vorne beschrieben haben, und mit ihm Blickkontakt und Objektstimulation praktizieren und viel mit ihm sprechen. Wenn wir eine Nso-Mutter im Labor bitten, mit ihrem Baby zu spielen – und das haben wir in unseren Forschungen auch getan –, wird sie es auf die unten gezeigte Art und Weise motorisch stimulieren (○ Abb. 8.5).

Die motorische Stimulation der Nso besteht in der rhythmischen Auf- und Abwärtsbewegung des ganzen Babys, das unter den Achseln aufrecht gehalten wird. Es ist also das Pendant zu der sozial erwünschten Spielsituation der deutschen Mittelschichtmütter, das wir vorher beschrieben haben. Es gibt weitere Formen der motorischen Stimulation, die die Nso außerhalb der Interaktion praktizieren, auf die wir in Kapitel 9.1 eingehen werden.

Solche Formen der motorischen Stimulation sind schon seit den 1950er Jahren von Anthropologen und Kulturpsychologen besonders aus afrikanischen Ländern südlich der Sahara berichtet

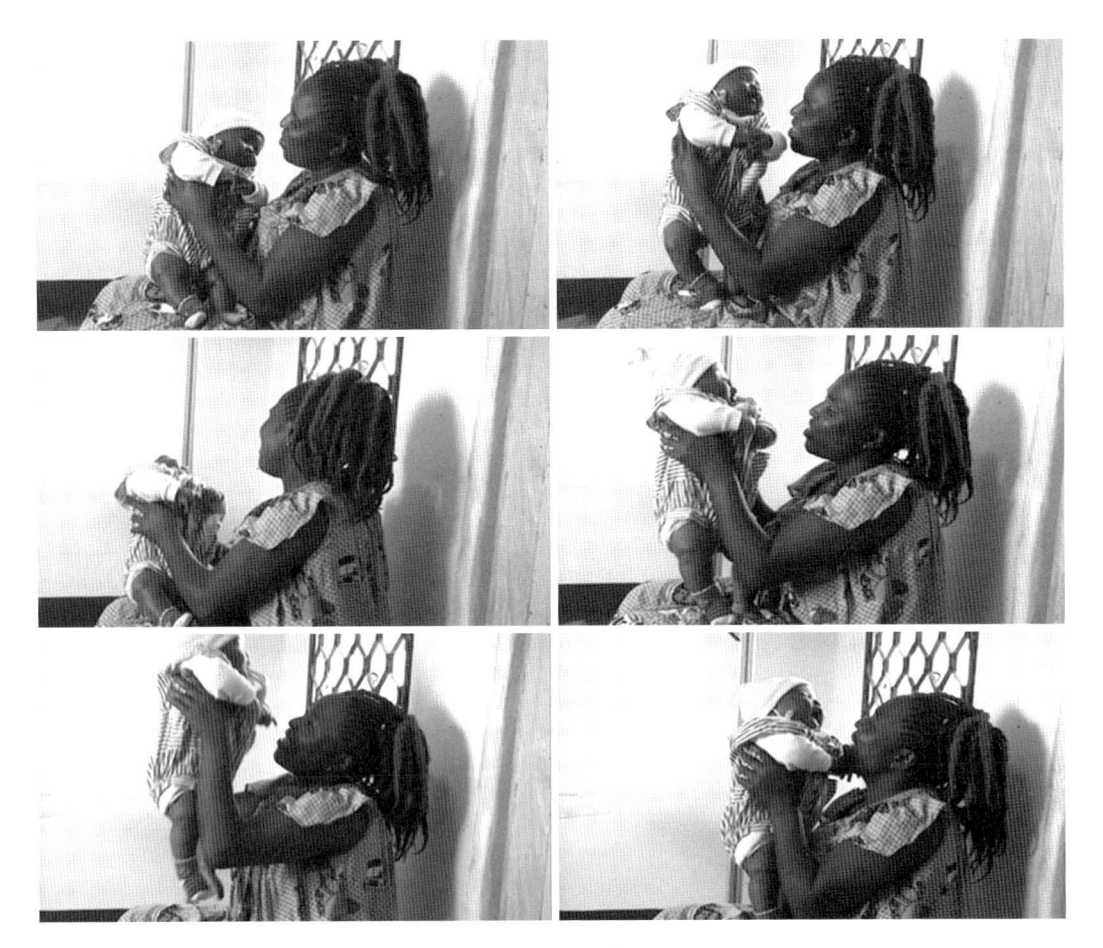

Abb. 8.5 Motorische Stimulation bei den Nso (Foto: Bettina Lamm)

worden und in Zusammenhang mit der fortgeschrittenen motorischen Entwicklung der Kinder aus diesen Regionen diskutiert worden. Es ist aber kein rein südafrikanisches Phänomen, auch aus der Karibik werden solche Praktiken berichtet. Und natürlich ist auch die Babymassage, wie sie zum Beispiel in Indien praktiziert wird, eine solche motorische Stimulation.

Während der motorischen Stimulation, die die Nso sehr rhythmisch praktizieren, synchronisieren die Mütter ihre sprachlichen Äußerungen, die weitgehend vokal sind, also aus Geräuschen und musikalischen Elementen bestehen, mit den Bewegungen. Carolin Demuth (2008) hat diese Muster im Detail analysiert und viele interessante Beispiele dokumentiert. Rhythmische Wiederholung ist ein wichtiges Element der Nso-Konversationen, die die kulturellen Vorstellungen der frühen Entwicklung und Erziehung deutlich machen. Durch die Gleichzeitigkeit der vokal/verbalen Äußerungen mit Bewegungen wird das Baby in eine soziale, sym-

Bewegung, Rhythmus und Nähe

biotische Struktur eingetaucht, die zu einer Wir-Identität führt – dies sehr im Gegensatz zu den durch Kontingenzen vermittelten Kausalitätserfahrungen der westlichen Mittelschichtbabys (s. ausführlicher Demuth 2008).

Die besondere Rolle des motorischen Stimulationssystems zeigt sich in der Überzeugung der Bäuerinnen der Nso, dass Kinder sich nicht entwickeln können, wenn sie nicht adäquat, also auf diese besondere Art und Weise, motorisch stimuliert werden. Auf dem Rücken liegen, wie sie das auf Videos von deutschen Mutter-Kind-Interaktionen gesehen haben, halten sie für schädlich für das Wachstum und Gedeihen der Kinder. Um es gelinde auszudrücken, sie waren entsetzt, wenn sie die deutschen Mütter sahen, die so weit von ihren Babys entfernt waren und die nicht sofort stillten, wenn das Baby unruhig wurde. Sie haben es nicht für möglich gehalten, dass dies tatsächlich die Mütter waren – sie hielten sie für schlechte Babysitter!

Hierarchische Verbundenheit ist auf die Familie ausgerichtet

Während in der distalen Strategie die Eigenständigkeit der individuellen Persönlichkeit im Vordergrund steht, ist in der proximalen Strategie die Anpassung und Eingliederung in das soziale System zentral und wird mit entsprechenden Maßnahmen unterstützt. Diese Sozialisationsstrategie ist auf hierarchische Verbundenheit ausgerichtet. Hierarchische Verbundenheit ist adaptiv im bäuerlichen, subsistenzwirtschaftlich organisierten Alltag der Nso-Familien. Formale Bildung ist eher gering. Es gibt zwar inzwischen Schulen auf den Dörfern und sieben Jahre formaler Schulunterricht werden angeboten. Nicht alle Kinder besuchen jedoch die Schule regelmäßig. Wenn Feldarbeit ansteht oder aber auch traditionelle Feste und familiäre Ereignisse die Anwesenheit der Kinder erfordern, gehen sie eben nicht in die Schule. Vor der Schule haben viele Kinder bereits mehrere Stunden häusliche Arbeit hinter sich, der Schulweg ist häufig lang und zu den abgelegenen Höfen bestehen keine Transportmöglichkeiten. All das bedeutet, dass Kinder schon bei Schulbeginn häufig recht müde sind.

Frauen bekommen im Durchschnitt zwischen drei und zehn Kindern, ihr erstes Kind als Teenager zwischen 17 und 19 Jahren und leben in der Großfamilie des Ehemannes mit durchschnittlich mehr als acht Personen. Diese Sozialisationsstrategie ist also erwachsenenzentriert, die Mütter wissen schließlich, was das Beste für die Babys ist und verhalten sich entsprechend. Sie müssen dafür nicht in das Baby hineinhorchen und seine Wünsche explorieren. Die Interaktionen sind physisch-konkret und nicht so sehr auf die Psychologie des Kindes ausgerichtet, sondern auf seine Verortung im Hier und Jetzt des Alltags der Familie.

Unterschiedliche Schwerpunkte elterlicher Aufmerksamkeit: Entscheiden, wählen und wünschen oder sitzen, stehen und laufen?

9.1 Motorisches Training: Sitz-, Steh- und Laufübungen im Hof und auf dem Feld – 66

9.2 Kognitives Training mit allen Sinnen – 68

Die beiden skizzierten prototypischen Sozialisationsstrategien haben unterschiedliche Schwerpunkte in dem, was gefördert werden soll, was dementsprechend jeweils mit unterschiedlichem Sozialisationsdruck verfolgt wird. Obwohl deutsche Mittelschichtmütter es weit von sich weisen würden, ihre Babys zu trainieren, tun sie dies doch unermüdlich, ebenso wie die Nso-Frauen – es unterscheiden sich lediglich die Bereiche. Der Schwerpunkt der distalen Strategie besteht im kognitiven Training, der Schwerpunkt der proximalen Strategie im motorischen Training. Im Folgenden schauen wir uns die jeweiligen Trainingsmethoden genauer an.

9.1 Motorisches Training: Sitz-, Steh- und Laufübungen im Hof und auf dem Feld

Wie schon dargestellt, ist die motorische Stimulation unabdingbarer Bestandteil des Interaktionsgeschehens im Umgang mit Babys bei den Nso. Die Nso-Frauen – von den Männern wissen wir es nicht – haben differenzierte neurophysiologische Vorstellungen über die Wirkungen der praktizierten Körperstimulation. Sie denken, dass davon die Gelenke leicht werden, dass es für die Knochen gut sei und Entwicklung und Gesundheit generell begünstige. Die Erfahrungen der motorischen Stimulation in der Interaktion werden durch weitere Trainingseinheiten unterstützt. Babys werden in den ersten Lebensmonaten in Behälter gesetzt und mit Decken abgestützt, so dass sie das Sitzen üben (◘ Abb. 9.1). Diese Praktik ist übrigens weit verbreitet in den Dörfern südlich der Sahara und von Anthropologen und Psychologen über viele Jahrzehnte dokumentiert worden.

Gehhilfen und Trainingsstangen

Mit sechs bis sieben Monaten fangen Babys an, zwischen speziell dafür errichteten Stangen zu trainieren. Das heißt, es werden zwei Bambusstangen aufgestellt, an denen das Baby sich mit den Händen abstützen kann, und so das Laufen üben kann (◘ Abb. 9.2). Dieser kleine Junge ist nicht unglücklich über das motorische Training, sondern darüber, dass wir ihm dabei zuschauen!

Wenn Kinder gegen Ende des ersten Lebensjahres keine Anstalten zum Laufen machen, werden Gehhilfen aus Holz gezimmert, die die Babys vor sich herschieben und so auch das Gehen trainieren können (◘ Abb. 9.3 und 9.4). Diese Gehhilfen werden übrigens als Spielzeuge bezeichnet.

Natürlich sind die Babys auch hier nicht alleine, sondern es sind ständig andere Kinder, ältere Geschwister in der Nähe, die die Babys im Blick haben und bei auftretenden Schwierigkeiten, z. B.

9.1 · Motorisches Training: Sitz-, Steh- und Laufübungen im Hof und auf dem Feld

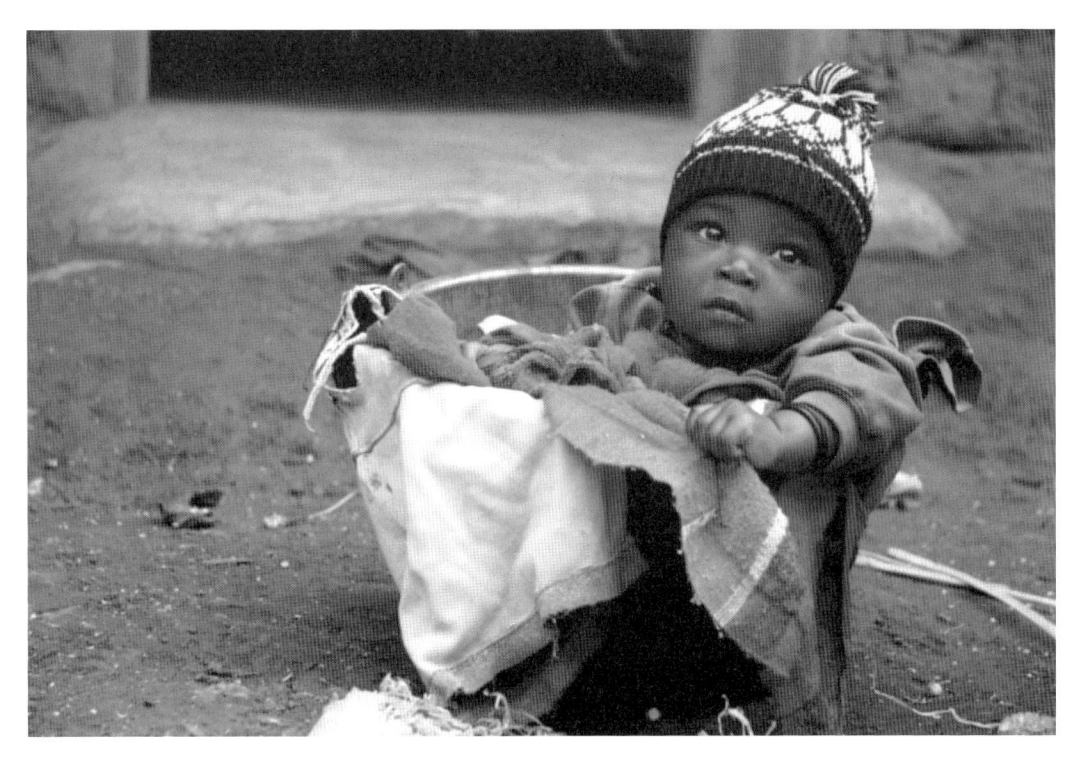

Abb. 9.1 Sitztraining eines Nso-Babys (Foto: Markus Lamm)

wenn ein Rädchen sich verkantet, sofort zur Stelle sind, um dem Baby Hilfestellung zu geben. Es gibt übrigens auch »Spielgeräte«, die zum Transport kleiner Kinder eingesetzt werden. Das kleinere Kind in Abbildung 9.5 (**Abb. 9.5**) setzt sich gleich auf die Stange und wird herumgeschoben.

Die deutschen Mütter der Mittelschicht vertreten die Meinung, dass jedes Kind sein eigenes Entwicklungstempo habe und dass man dies respektieren müsse, und dass man Sitzen, Stehen und Laufen keinesfalls trainieren darf. Ihre motorische Stimulation besteht darin, kleine Bewegungen mit den Armen des Babys, mit den Beinen des Babys oder vielleicht auch dem Rumpf des Babys auszuführen, das aber fast immer in der liegenden Position. Turnen, wie die Eltern diese körperlichen Übungen nennen, hat keine Priorität in den Verhaltensäußerungen, die unterstützt werden; der folgende kleine Ausschnitt einer Berliner Mutter-Kind-Konversation mit ihrem drei Monate alten Baby in einer freien Spielsituation macht deutlich, dass frühes Sitzen nicht erwünscht ist:

Spielzeuge sind auch Trainingseinheiten

» Häääh. Wen haben wir denn da? Du darfst noch gar nicht sitzen, ne? Du Schnecke, ne. Darfst doch noch gar nicht. Nein! Darfst doch noch gar nicht, nich'? Mmh! Is' noch gar nicht so gut! «

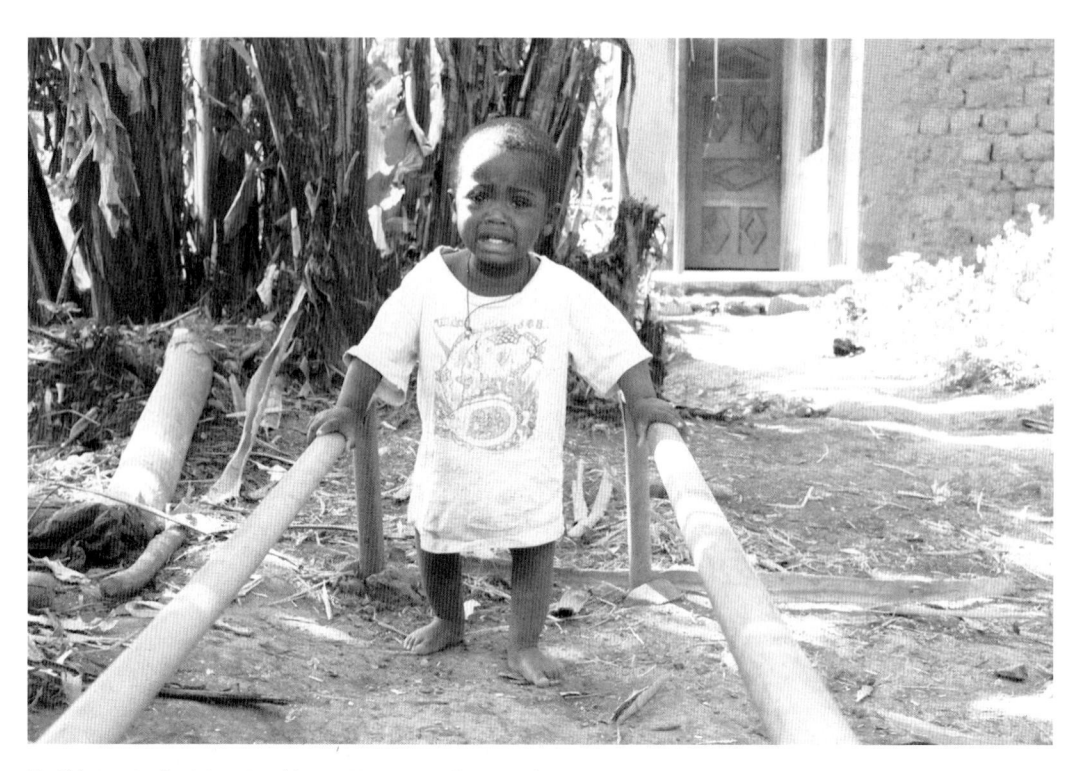

Abb. 9.2 Lauftraining eines kleinen Nso-Jungen (Foto: Markus Lamm)

Der Kinderarzt warnt vor zu frühem Sitzen, um den Rücken nicht zu belasten und um andere Schädigungen auszuschließen. Aber auch der Kinderarzt blickt durch eine kulturelle Brille! Wenn wir uns Elternratgeber anschauen, die es ja in großer Zahl gibt, so stellen wir fest, dass motorische Stimulation und motorische Entwicklung kein Thema ist. Kognitives Training wird dagegen als Förderung – nicht als Training – verstanden und vom ersten Lebenstag an praktiziert.

9.2 Kognitives Training mit allen Sinnen

Babys aus westlichen Mittelschichtfamilien werden vom ersten Tag ihres Lebens an mit Spielzeugen stimuliert, das obligatorische Mobile hängt über dem Bett und Kuscheltiere, Bücher, Spiele liegen im Bettchen (Abb. 9.6)

Objektstimulation, das heißt Spielzeuge aller Art machen einen großen Teil der Erfahrungswelt von Säuglingen aus. In einer Untersuchung haben wir Rajput-Bauern aus Gujarat, Indien, Nso-Bauern und deutsche Mittelschichtfamilien mit der Methode der »spot observations« beobachtet. Spot bedeutet eigentlich Blitz-

9.2 · Kognitives Training mit allen Sinnen

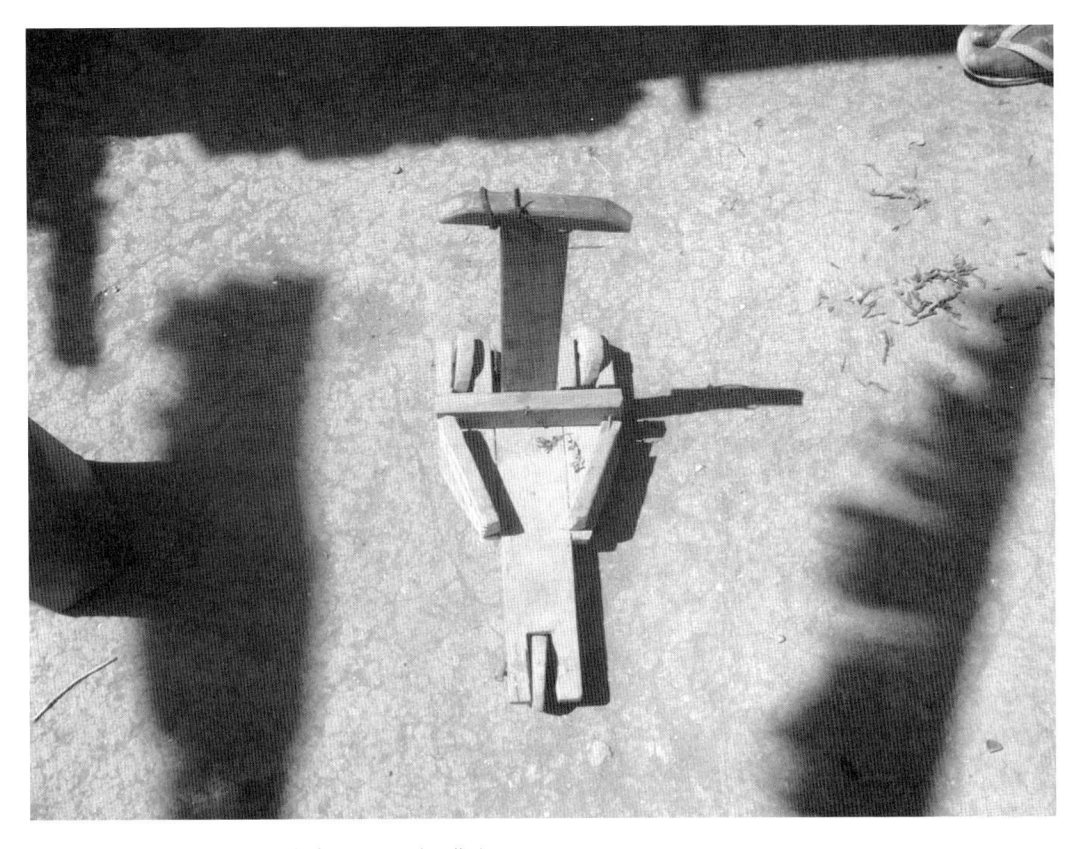

Abb. 9.3 Selbstgebaute Gehhilfe (Foto: Heidi Keller)

licht oder Momentaufnahme. Dazu haben wir die Bauernfamilien mehr als 20-mal über eine Woche verteilt zu verschiedenen Tageszeiten unangemeldet besucht und festgestellt, wo sich das Baby gerade befindet, mit wem es zusammen ist und was gerade mit ihm gemacht wird. Natürlich kann man nicht 20-mal unangemeldet in einem städtischen deutschen Haushalt auftauchen – hier hatten wir das Glück, auf ganztägige Videoaufzeichnungen in Familien mit einem dreimonatigen Baby zurückgreifen zu können, die wir dann nach der Methode der Spots ausgewertet haben.

Es wurde deutlich, dass in den deutschen Familien hauptsächlich die Mutter mit dem Baby zu tun hat, während bei den Rajput eher andere Personen mit dem Baby angetroffen wurden und es sich bei den Nso ungefähr die Waage hielt. Es zeigt sich weiterhin, dass Objektstimulation bei den Rajput-Bauern praktisch keine Rolle spielt und auch bei den Nso kein bedeutsames Verhaltenssystem ist – ganz im Gegenteil zu den Erfahrungen der deutschen Babys. Dazu kommt bei den deutschen Babys auch noch die Zeit, die sie alleine mit Spielzeug verbringen.

Spots: natürliche Bestandsaufnahmen des Alltags

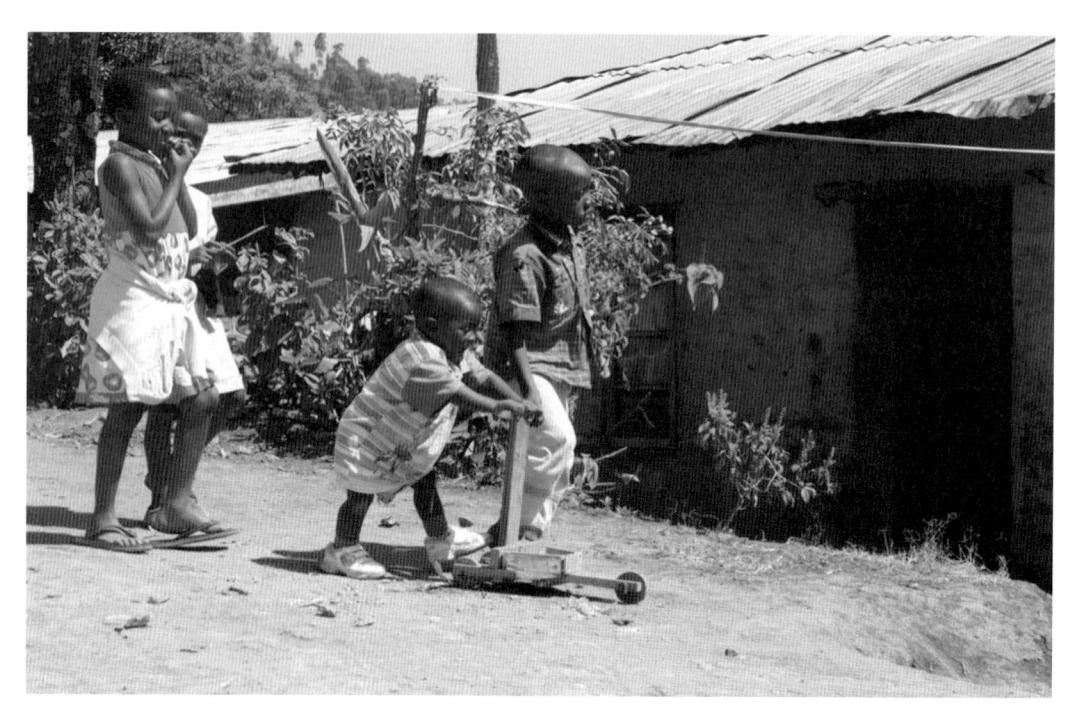

Abb. 9.4 Ein Baby übt das Gehen (Foto: Markus Lamm)

Die Spielgeräte nehmen häufig mehr Raum ein als die Babys selbst und von allem gibt es viele Ausprägungen – nicht einen Teddy, sondern 5, nicht eine Puppe, sondern 3. Die Spielzeuge sind beileibe nicht nur Farbtupfer oder visuelle Anreize, sie haben klare pädagogische Botschaften: der Farben- und Formensinn wird durch Klassifikationsaufgaben geschärft, es werden Kategorien aus Bildern und Objekten gebildet. Einen wesentlichen Bereich bilden die Kontingenzspiele. Seit der Einführung des Fisher Price Activity Centre auf dem deutschen Markt in den 1980er Jahren werden auch deutsche Babys mit Spielstationen unterhalten, mit denen sie Effekte auslösen und herstellen können. Dies sind auch Kontingenzerfahrungen – allerdings im nicht sozialen Bereich; sie ermöglichen dennoch dem Baby die Wahrnehmung seiner eigenen Kausalität und tragen so früh dazu bei, sich als unabhängiges Wirkzentrum zu erfahren. Das Anschalten von Lichtern, das Produzieren von Bewegungen und das Auslösen von Geräuschen trainieren den kognitiven Apparat des Babys und haben einen weiteren wesentlichen Effekt: Sie erlauben es dem Baby, sich alleine zu unterhalten und machen es so unabhängig von sozialem Miteinander. Der folgende Ausschnitt aus einem Interview mit der Mutter eines dreimonatigen Babys macht besonders deutlich,

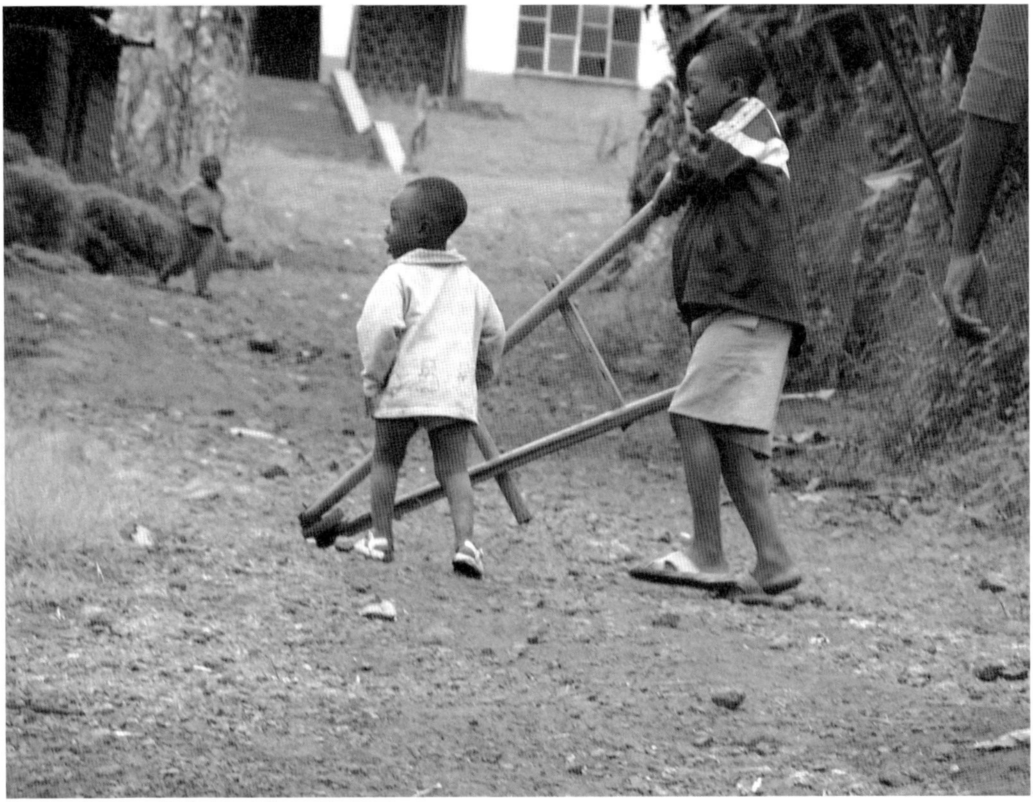

9.2 · Kognitives Training mit allen Sinnen

Abb. 9.5 Funktionale Spielgeräte zum Transport jüngerer Geschwister (Foto: Dorit Roer-Strier)

dass Familien wirklich den Wunsch haben, dass sich Babys alleine beschäftigen (M = Mutter, I = Interviewer):

▶M: Und manchmal brauchen sie einfach Zeit für sich! Sie werden überstimuliert, wenn zu viele Leute da sind. Oder, sie, sie brauchen einfach nur ein bisschen Ruhe.

◆I: Mhm

▶M: Das hilft ihnen, ein Gefühl für ihre, uhm, Unabhängigkeit zu entwickeln.

◆I: Oh, mhm, was ist so wichtig an Unabhängigkeit?

▶M: Uhm, dass sie für sich selbst entscheiden können.

◆I: Mhm

Es muss ehrlicherweise erwähnt werden, dass dies ein Interviewausschnitt einer euroamerikanischen Mittelschichtmutter aus Los Angeles ist, wo die psychologische Autonomie möglicherweise noch ausgeprägter ist als hierzulande. Aber selbstverständlich ist das Alleinsein-Können/Wollen auch hier eine wichtige Option. Entsprechend wird das Alleinsein-Wollen auch in den Konversationen mit dem Baby abgefragt: »Willst Du ohne die Mama spie-

Alleinsein-Können als Entwicklungsziel

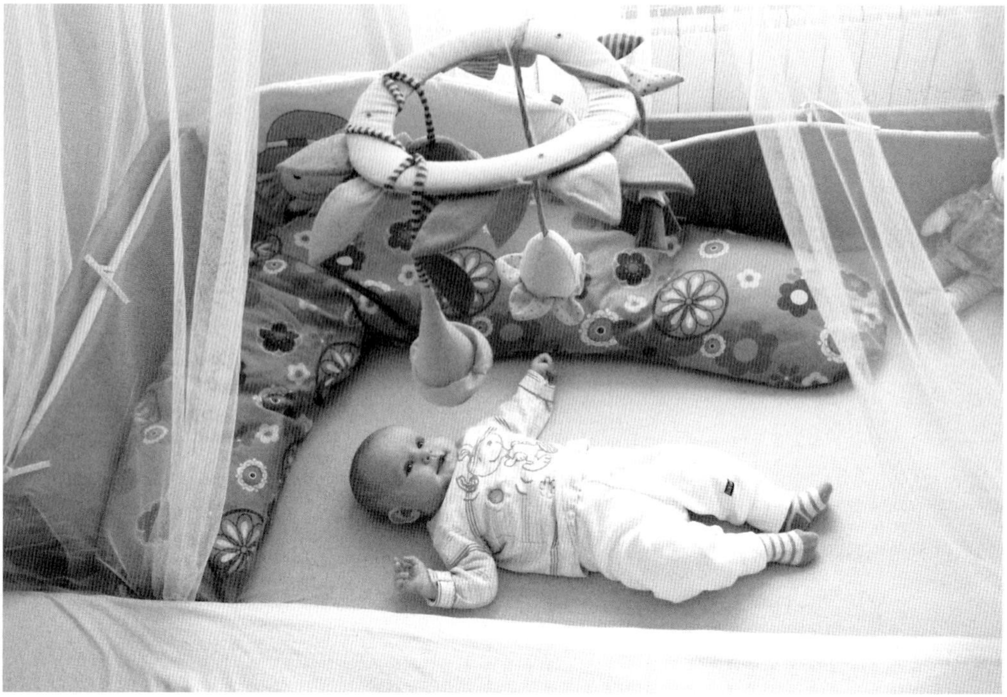

Abb. 9.6 Kinderbett mit Spielzeugausstattung – ein Mobile darf nicht fehlen (Foto: Markus Lamm)

len? Ja, ja, willst Du mit der Mama lachen? Sag doch etwas, Du kannst doch sprechen! Willst Du mit Deiner Lise spielen?«

Dies ist ein kleiner Ausschnitt aus einer typischen Konversation einer Berliner Mutter mit ihrem dreimonatigen Baby. Es geht um alleine spielen, lächeln und sprechen. In Kapitel 10 werden wir sehen, dass das Äußern positiver Emotionen ebenfalls ein sehr wesentliches Merkmal des kulturellen Modells der psychologischen Autonomie ist.

Fast jedes deutsche Mittelschichtbaby hat ein besonderes Schmusetier oder eine besondere Puppe oder auch nur eine kleine Decke, die immer dabei sein müssen, ohne die das Baby nicht einschlafen kann, denen also eine besondere Beziehungsqualität zugewiesen wurde. Solche sogenannten Übergangsobjekte sind in weiten Teilen der nicht-westlichen Welt völlig unbekannt und in den bäuerlichen Dörfern, von denen wir vorher sprachen, nicht existent – sie werden auch nicht durch andere, verfügbare Objekte ersetzt.

Die Allgegenwart der Sprache

Und dann ist natürlich Sprache wichtig. Es wird der frühe Spracherwerb trainiert durch unermüdliches Vorsprechen und Üben, Ermuntern und Erklären. Damit werden zugleich wesentliche kulturelle Botschaften vermittelt. Die Ansprache von Säuglingen in alltäglichen Situationen ist umfangreich, voluminös, wie es im Fachjargon heißt. Dabei werden insbesondere zwei sprachliche Mechanismen verwendet: Elaborationen und Evaluationen

Elaboriertheit bedeutet das Einbringen neuer Gesprächsanteile, neuer Gedanken und weiterführender Überlegungen; damit zusammenhängend werden viele Fragen an das Kind, gerichtet und auch – zumindest symbolisch – Antworten erwartet, d. h. Pausen einfügt.

Evaluation bedeutet bewertende Aussagen, die sowohl bestätigend als auch verneinend sein können. In dem folgenden kurzen Transkript aus dem Interview mit einer Berliner Mutter werden die beiden Dimensionen der Elaboration und der Evaluation besonders deutlich.

Wir kommen noch mal auf das Beispiel aus Kapitel 7 zurück. Mutter:

» Und, häufig ist es ja so, dass sie dann auch Blickkontakt suchen beim Stillen, und wenn sie den suchen, wollte man den Kindern den auch geben. Ehm, wenn sie, wenn sie eh', also ich merke das auch bei ihr, dass, zumindest jetzt, wo sie älter ist, sie das schon stört, wenn ich nebenbei was anderes mache, sprich mich unterhalte oder, das kriegt sie dann schon mehr mit, und ich … und ist dann auch abgelenkt. Und, äh, ich versuche, zumindest wenn ich alleine bin oder, oder, auch wenn, wenn unsere Freunde da sind oder so, versuche ich eben mich doch auf sie zu konzentrieren. «

Diese Mutter eines drei Monate alten Babys elaboriert ihre Sichtweise von guter Säuglingspflege zu einem Foto, das eine Blickkontaktsituation zwischen einer deutschen Mutter und einem drei Monate alten Baby darstellt. Sie fügt neue Gesichtspunkte und Aspekte in diese Thematik ein, die sie offensichtlich beim Sprechen entwickelt. Auch das ist ein Merkmal dieses Sprachstils, dass Gedanken, Meinungen und Vorstellungen während des Sprechens erarbeitet und ausgeführt werden. Dieses Beispiel hat auch evaluative Komponenten, indem die Mutter darüber spekuliert, was das Baby stören könnte, nämlich wenn sie etwas nebenbei macht und ihm nicht die uneingeschränkte Aufmerksamkeit widmet, und indem sie ausführt, dass das, was das Baby möchte, nämlich Blickkontakt beim Stillen, auch von der Mutter bereitgestellt werden sollte.

Die Inhalte der Ausführungen im Interview, ebenso wie in den Konversationen mit dem Baby, sind an den Fähigkeiten, Präferenzen, Kognitionen, Emotionen und (unterstellten) Intentionen des kleinen Kindes ausgerichtet und fokussieren damit auf die Eigenständigkeit des Denkens und Fühlens, auf die Individualität des mentalen Systems Baby.

Blickkontakt

Carolin Demuth (2008) interpretiert die Strategie der deutschen Mittelschichtmütter am Beispiel des folgenden Ausschnittes einer Konversation einer Berliner Mutter in einer Spielsituation mit ihrem dreimonatigen Baby (M = Mutter, K = Kind):

▶M: Heut morgen haben wir im Bett schon eineinhalb Stunden zusammen gespielt. (.) Boh, das war toll
●K: (hechelt)
▶M: (versucht Kind im Gesicht zu streicheln, nimmt Hände wieder zurück, als das Kind den Kopf zur Seite dreht, sieht es dabei aufmerksam an), hallo (krabbelt mit Finger auf dem Bauch, streicht mit Finger über Wangen), Hallo
●K: (blickt zur Decke)
▶M: (nimmt Hände zurück, krabbelt mit Finger über B's Bauch und stupst es leicht auf die Nase), Hallo
●K: (bewegt Arme)
▶M: Ha, ha. Kitzelig bist du, das ham'wa schon lang' rausgefunden (kitzelt Kind am Hals)) oder da? (blickt ebenfalls zur Decke) Hast du die Lampe entdeckt? Sieht klasse aus, ´ne? Brauner Punkt an weißer Decke. Hallo
[…]
▶M: Hallo, hallo, hallo, hallo(.) hallo, hallo, hallo, hallo. Heute Nachmittag kommen ganz viele Kinder hierher (kitzelt Kind dabei seitlich) hallo, hallo, hallo, hallo
●K: (vokalisiert)
▶M: Ja. Hallo, hallo, hallo, hallo
●K: (grunzt, rudert mit Armen)
▶M: Ohhh, musst Du arbeiten.

Die Spiegelung des inneren Erlebens

Zunächst gibt die Mutter dem subjektiven Erleben des Kindes eine Bedeutung, indem sie das angenommene innere Erleben des Kindes spiegelt. Sie lässt sich von den Signalen des Babys leiten und fordert das Kind auf, in eine Kommunikation auf Augenhöhe einzutreten durch die Initiierung dyadischer sogenannter »turn taking«-Sequenzen, d. h. das Sprechen-Pause-Muster von ausgewogenen Unterhaltungen. Sie bringt das Erleben des Kindes in eine zeitliche Struktur, indem sie auf Vergangenes wie Zukünftiges rekurriert (s. auch Demuth 2008). Damit bereitet sie das Kind für die Entwicklung des autobiografischen Selbst vor, das heißt dem Selbst mit einer Vergangenheit und einer Zukunft. Insgesamt unterstützt diese Strategie ein reflexives und rationales Menschenbild.

Die soziale Realität im Hier und Jetzt

Kognitives Training als Selbstwert ist für die Nso in dieser Weise zumindest seltsam. Natürlich lernen auch Babys Kategorien zu bilden und Differenzierungen vorzunehmen, diese sind aber personenzentriert und sozial vermittelt. Die Nso-Mütter und die anderen Betreuungspersonen erklären dem Baby nicht seine innere Welt und spiegeln ihm seine Wünsche, Präferenzen und Kognitionen, sondern sie beschreiben dem Baby seine soziale Realität im Hier und Jetzt und teilen ihm die Normen und sozialen Erwartungen der Gemeinschaft mit, sie spiegeln sein Verhalten und sein Äußeres. Die Konversationen mit dem Baby umfassen große Teile vokaler/nonverbaler Kommunikation. Die hervorstechenden Sprachmerkmale sind Beschreibung, Wiederholung und Aufforderung. Das folgende kurze Transkript gibt ein Beispiel einer Nso-Mutter aus einem Interview wieder:

> » Wenn man ein Kind so alleine sieht, wie dieses hier, ein Kind kann nicht für sich selbst sorgen, …. man sieht ein Kind alleine, ein Kind kann nicht für sich selbst sorgen … kann nicht für sich selbst sorgen …. Jemand muss ihn versorgen … Wenn man sieht, wie eine Mutter ihr Kind versorgt, dann weiß man, was für eine Mutter sie ist. «

Wiederholung ist Teil des als Babytalk bezeichneten universellen Registers, das bei Säuglingen intuitiv verwendet wird. Wie wir in den Beispielen der deutschen Mittelschichtmütter sehen können, benutzen diese auch das Mittel der Wiederholung. In dem Nso-Beispiel ist jedoch Wiederholung das leitende Merkmal des Diskurses. Die Nso-Mutter wiederholt das gleiche Thema – ein kleines Kind kann nicht alleine sein – in zumeist identischen Formulierungen. Auch inhaltlich ist dieses Beispiel interessant, weil es den Gegenentwurf zu der »Ideologie des Alleinseins«, wie er von der deutschen Mutter formuliert wurde, darstellt. Dass ein Baby Zeit alleine verbringt, ist eine unvorstellbare und grausame Idee in der Nso-Erziehungsphilosophie.

Weiterhin beziehen sich die Inhalte auf Handlungen und nicht auf Reflexionen über Handlungen. Das Baby wird aufgefordert, sich den Regeln des Nso-Lebens anzupassen. Das folgende Beispiel ist ein Ausschnitt aus einer weiteren Mutter-Kind-Interaktionssituation mit einem dreimonatigen Baby.

Die Familie ist im Besitz einer Babyrassel, die aber normalerweise mit den Kochutensilien auf einem Regal gelagert wird. Zu besonderen Gelegenheiten wird sie hervorgeholt. Unser Besuch ist eine solche besondere Gelegenheit (M = Mutter, B = Baby).

▶M: (versucht dem Baby die Rassel in die Hand zu drücken) Nimm (.) Nimm! (.) Nimm (.) (hält die Hand des Babys mit der Rassel und beginnt zu rasseln) Mmh mmh. (rhythmisch) Nimm (.) Nimm, Junge(.) Nimm fai (traditioneller Titel.) Nimm Junge (.) Nimm Junge (.) Nimm Junge (.) (.) Nimm JUNGE (.) Rassle und ich tanze (.) Rassle und ich tanze (.) Rassle und ich tanze! Rassle und ich tanze!

● B: (greift nach der Rassel, die auf den Schoß der Mutter fällt)
► M: (bewegt das Kind rhythmisch) shaka, shaka, shaka, shaka, shaka, shaka. Ja. shaka, shaka, shaka, shaka, shaka, shaka, shaka (stoppt). Nein. Ich habe Dich so gedreht und es rasselt nicht mehr (bewegt und hebt ihn rhythmisch hoch und runter) shaka, shaka, shaka, shaka, shakata, shaka, shakata, shaka, shakata, shaka, shakata, shaka, shakata, shaka, shakata, shaka, shakata.
● B: (schaut in die Kamera und gibt Töne von sich)
► M: (setzt sich das Baby auf den Schoß und lehnt sich zurück)
● B: (kämpft mit dem Sitzen)
► M: Hoh: (.) eeeeh (.) (nimmt die Arme beiseite, so dass das Baby alleine sitzt) Hey! (.) Hey! (.) Sitz so! Sitz! (.) Ja!

Dialog und Symbiose

Carolin Demuth interpretiert dieses Beispiel ebenfalls als handlungsbezogene Kommunikation, indem das Verhalten gespiegelt wird ohne weitere Interpretation. Die Mutter strukturiert die Interaktion und gibt das Handlungsschema vor mit der Erwartung, dass das Kind seine Rolle erfüllt. Die Wünsche des Kindes werden nicht exploriert, sondern es wird permanent aufgefordert, bestimmte Handlungen zu vollziehen: rasseln, sitzen. Das Erleben des Kindes wird in eine synchrone Struktur mit der Mutter – oder einer anderen Bezugspersonen – gebracht, indem verbale/vokale und motorische Kommunikation in Einklang gebracht werden (s. Demuth 2008).

Die kulturelle Botschaft an das Nso-Baby in den dörflich agrarischen Lebensstrukturen ist, sich als Teil umfassender sozialer Handlungen zu begreifen und so schnell wie möglich seinen Platz zu lernen und diesen auch auszufüllen. Dabei muss natürlich auch Autonomie erworben werden, allerdings nicht in Form individueller Repräsentationen, auf das Innenleben gerichtet, sondern als Handelnder im sozialen Kontext.

Unterschiedliche soziale Erwartungssysteme richten sich an die Babys in den unterschiedlichen Kontexten, die sich auch in der emotionalen Ausdrucksfähigkeit und Kontrolle spiegeln, auf die wir im nächsten Kapitel eingehen werden.

Lächle doch mal mit der Mama oder verzieh' bloß keine Miene: der Ausdruck positiver Emotionen

Der Ausdruck positiver Emotionalität ist konstitutiver Bestandteil des kulturellen Modells der psychologischen Autonomie. Anthropologen, die sich mit dem Leben in nicht-westlichen Kulturen beschäftigt und dort umfangreiche Beobachtungen des Alltagslebens durchgeführt haben, konnten beobachten, dass dort die emotionale Expressivität aus unserer Sicht sehr viel reduzierter ist. Dagegen gehört ein positiver emotionaler Ausdruck bei uns zur sozialen Norm und man tut gut daran, immer ein fröhliches Gesichts zu präsentieren, will man nicht riskieren, dauernd gefragt zu werden, was man hat und was denn los sei. Der Ausdruck positiver Emotionalität signalisiert Wohlbefinden und wird als wesentliches Merkmal der Entwicklung von Individualität betrachtet. Entsprechend werden Kinder vom frühen Säuglingsalter an aufgefordert zu lächeln und damit eine positive Grundstimmung zu signalisieren. Auch hier wird die innere Welt und die Bedeutung stabiler persönlicher Merkmale betont. Schauen wir uns einmal an, wie Mütter in Spielsituationen mit ihren Babys darüber sprechen. Hier haben wir einen kleinen Ausschnitt aus einem Transkript einer Spielinteraktion einer Berliner Mittelschichtmutter mit ihrem drei Monate alten Baby:

» Hallihallo ... Freust dich des Lebens, ne? Du freust dich des Lebens, ne? .... Gefällt dir, ne? Das gefällt dir. Das gefällt dir wohl, das weiß ich wohl. Daksch (.) ksch (.) ksch (.) ksch (.) ksch kscht ksch. Lach doch mal! Einmal noch lachen. Gleich geht's weiter ... Das gefällt dir, ne? «

Positive Emotionalität und Wohlbefinden

Diese Mutter drückt die positive Grundhaltung deutlich aus. »Freust Dich des Lebens« ist das Motto, das die Mutter für das Leben ihres Kindes formuliert. Damit das Baby die positive Grundhaltung beibehalten kann, nimmt sie die Präferenzen und Wünsche des Babys ernst und bestätigt diese. Es ist die individuelle Ansprache eines individuellen Kindes.

Ein anderes Beispiel aus dem gleichen Kontext phrasiert die gleiche Botschaft. In beiden Ausschnitten wird auch die gemeinsame Geschichte angesprochen – die Mutter weiß, was dem Baby gefällt: (B lacht) »Hehehe. Das ist toll, ne? Ja, das findste klasse, ne? Jaa. Das weiß die Mama. Hallo. Ja, hallo. Hui, du kleiner Räuber. Hallo. Das is' toll, ne? Ja. Fein.«

Diese Beispiele sind keine ausgesuchten Einzelfälle. In unserem Forschungsfundus haben wir davon Hunderte. Natürlich lächeln wir auch, wenn wir in die Kamera schauen, wie Simon mit seinem damals 1-jährigen Sohn Lasse in Abbildung 10.1 (◘ Abb. 10.1).

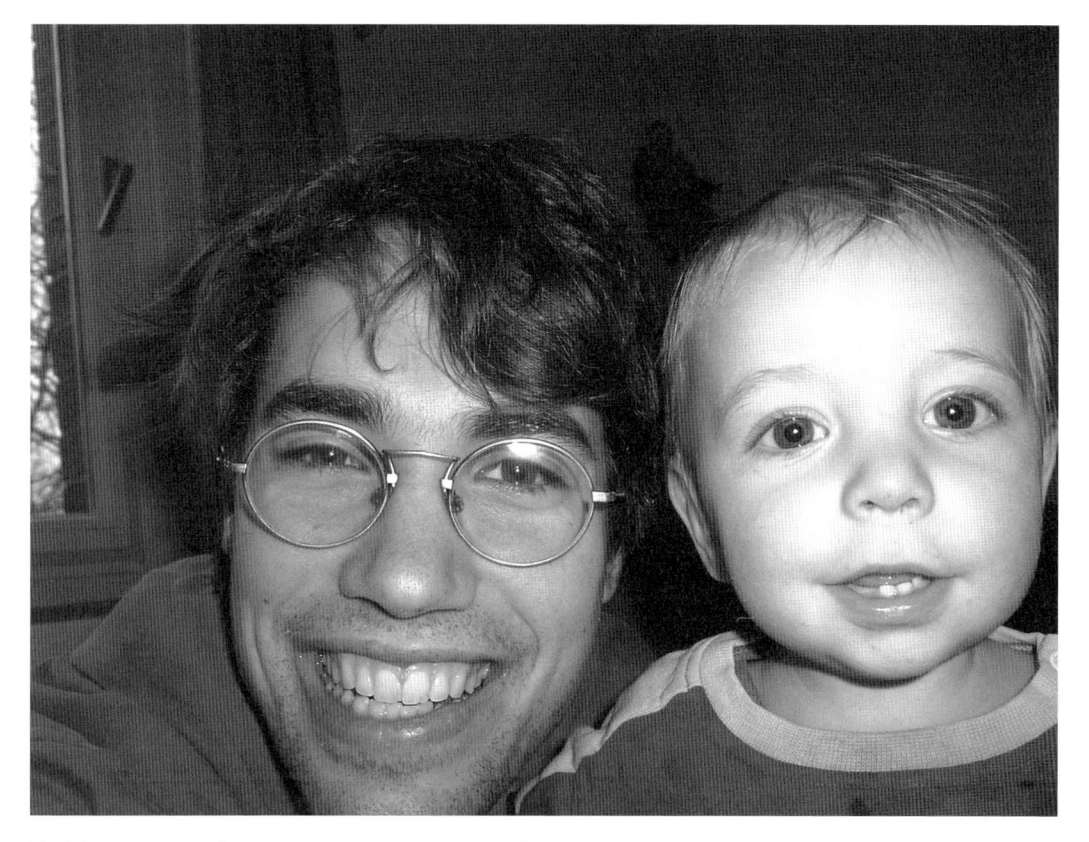

Lächle doch mal mit der Mama oder verzieh' bloß keine Miene

Abb. 10.1 Lächeln für die Kamera (Foto: Ariane Gernhardt)

Lob ist ein weiterer wichtiger Bestandteil des Ausdrucks positiver Emotionalität: »Guck' mal kräftig hoch! Feste! Schön machst du das. Schön machst du das. Und wieder zurück? Glps. Gut machst du das! Ganz toll! Mhm. Ganz toll!«

Das individuelle Kind wird immer wieder in den Mittepunkt der Konversation gestellt und in seiner Einzigartigkeit bestätigt. Die Fragen und die zeitliche Strukturierung der Unterhaltung in Sprechen und Pausen erlauben einen Quasi-Dialog: »Das kannst du gut, gut machst du das! Ja, gut machst du das. Gut machst du das. Woll'n wa das noch mal machen? Woll'n wa das noch mal machen? Jetzt nicht mehr?«

Selbst wenn das Baby den Bedeutungsinhalt des Gesagten noch nicht versteht, wächst es doch so in die kulturelle Lebenswelt hinein – durch Konturierung, Betonung und Klangfarbe wird Bedeutung hergestellt. In diesen alltäglichen Situationen werden die kulturellen Botschaften vermittelt und immer wieder wiederholt. So finden kulturelle Prägungen statt. Wie sehr Babys diese kulturellen Botschaften aufsaugen, hat die Würzburger Entwicklungs-

Kulturspezifisches Schreien

biologin Kathleen Wermke (2010) eindrucksvoll aufgewiesen. Sie untersuchte das Schreien von deutschen und französischen Neugeborenen im Alter von 3 bis 5 Tagen hinsichtlich des zeitlichen Musters, der Klangfarbe und der Melodie. Mit speziellen Computerprogrammen werden Frequenzspektren, Melodiekontur und die maximale Tonhöhe ermittelt. Sie fand tatsächlich kulturelle Unterschiede in einem so biologischen Vorgang wie dem Schreien. Die französischen Babys schreien öfter in ansteigenden Melodien und betonen stärker das Ende. Deutsche Babys beginnen dagegen mit maximaler Lautstärke und die Melodie fällt gegen Ende ab. Damit spiegeln die Säuglinge die Sprachmelodien der sie umgebenden Sprachen.

Doch zurück zum Ausdruck positiver Emotionalität. Wie sehen die Nso-Bauern das? Schauen wir uns einige Beispiele solcher Gespräche von Nso-Müttern mit ihren dreimonatigen Babys an. Im Gegensatz zu den deutschen Mittelschichtmüttern müssen wir intensiv suchen, bis wir Beispiele finden, in denen über positive Emotionen gesprochen wird. Positive Emotionalität ist normalerweise nicht Gegenstand solcher frühen Unterhaltungen: »Lächle! (.) … Maclea=oh(.) Maclea=oh(.) Maclea=oh (.)Maclea=oh (.) Maclea=oh (.) Lächle, so dass wir es sehen können (.) Lächle, so dass wir es sehen können. Lächle, so dass wir es sehen können.«

Wie wir vorher schon gesehen haben, sind die verbalen Anteile an diesen Konversationen eher knapp gehalten und bestehen hauptsächlich aus der Wiederholung einer oder weniger Botschaften. Die Nso-Mütter wissen, was gut für ihr Baby ist, daher stellen sie keine Fragen. Es wird auch nichts ausgehandelt, sondern das Baby wird aufgefordert, bestimmtes Verhalten zu zeigen oder auch nicht zu zeigen: »Lächle! Du lächelst nicht! … Gad=Gad (.) Gad=Gad (.) Gadi=Gadi (.) Gadi=Gadi (.). Lächle. Lächle! Lächle! Lächle! Lächle (.)«

Lächeln ist nicht gleich lächeln

Andere Personen sind immer anwesend und greifen auch aktiv in das Geschehen zwischen Mutter und Kind ein:

Mutter: Wer ruft nach Dir? Lächle! Lächelst Du nicht?

Andere aus dem Hintergrund: Lächle! Lächle!

(…)

Mutter: Du versuchst zu lächeln und verweigerst? Du verweigerst! Eh Len?

Andere aus dem Hintergrund: Lächle!

Es gibt ein Sprichwort bei den Nso, das sagt, »das Kind gehört der Mutter, solange es im Mutterleib ist, danach ist das ganze Dorf für die Erziehung des Kindes zuständig«. Daher ist es völlig normal, dass andere sich äußern und auch eingreifen. In dem Sinne sind alle Frauen Mütter aller Kinder und moralisch verpflichtet,

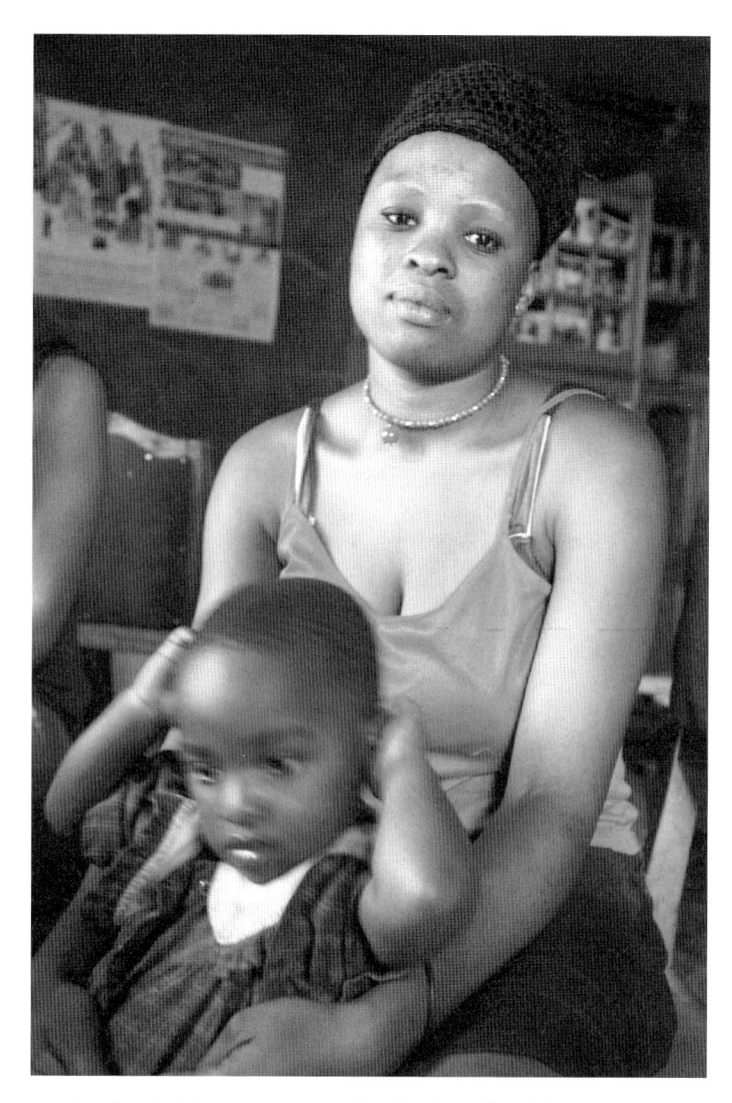

Abb. 10.2 Das Kameragesicht nach Nso-Art (Foto: Hiltrud Otto)

die Kinder nach dem Nso-Kodex zu erziehen. Obwohl die Mütter in den vorigen Beispielen möchten, dass das Baby lächelt, ist insgesamt allerdings emotionale Kontrolle wichtiger als emotionaler Ausdruck. Das eingeforderte Lächeln in diesen Situationen hat eine ganz andere Funktion als das Lächeln der deutschen Babys – es ist nicht Ausdruck von Lebensfreude, sondern die Erfüllung einer sozialen Vorschrift. Lächeln ist daher auch nicht der Gesichtsausdruck vor einer Kamera, wie in Abbildung 10.2 deutlich zu sehen ist (Abb. 10.2).

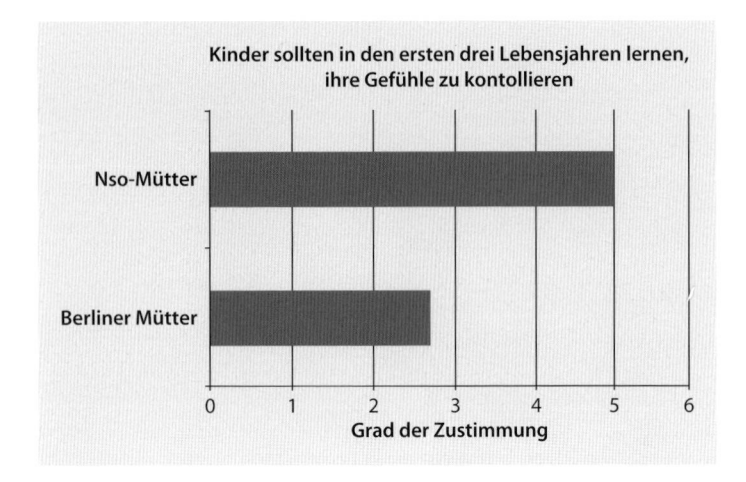

Abb. 10.3 Vorstellungen zur emotionalen Kontrolle

Entwicklungsfahrpläne

Diese Unterschiede sind in Vorstellungen begründet, in den impliziten elterlichen Theorien. Wir haben Nso-Bäuerinnen und Berliner Mittelschichtmütter danach gefragt, wie wichtig es ihnen ist, dass kleine Kinder in den ersten drei Lebensjahren lernen, ihre Gefühle zu kontrollieren. Die Frauen konnten ihre Antworten abstufen von »überhaupt nicht wichtig« (= 1) bis »absolut wichtig« (= 5). Es zeigt sich deutlich, dass es für Nso-Frauen absolut wichtig ist, die Berlinerinnen halten es dagegen für nicht wichtig. Abbildung 10.3 zeigt den Unterschied (◘ Abb. 10.3).

In der folgenden Abbildung ist zu sehen, dass die Berliner Mütter auch das Auftreten von Emotionen deutlich früher erwarten als die Nso-Frauen. Den Ausdruck von Freude erwarten die Berliner Frauen mit etwa einem Monat, während die Nso-Frauen dies frühestens mit 7 bis 8 Monaten erwarten. Deutliche Unterschiede sind auch vorhanden für die Emotionen Ärger, Furcht, Trauer, Abneigung und Stolz. Ein umgekehrtes Bild ergibt sich für die selbstbezogenen sogenannten sekundären Emotionen der Scham und Schuld – dies erwarten die Nso-Frauen früher als die Berlinerinnen. Gerade diese Emotionen sind für die soziale Regulation zentral (◘ Abb. 10.4).

Es wird deutlich, dass der Ausdruck von Emotionen und insbesondere der Ausdruck positiver Emotionen in der frühen Kindheit in umfassende kulturelle Sozialisationsstrategien eingebettet ist. Der Ausdruck positiver Emotionen ist ein raumgreifendes und kann ein lautes Verhalten sein – beides Merkmale, die der Sozialisation von Bescheidenheit und Einordnung in das soziale System diametral entgegengesetzt sind. Die Konversationsbeispiele, im

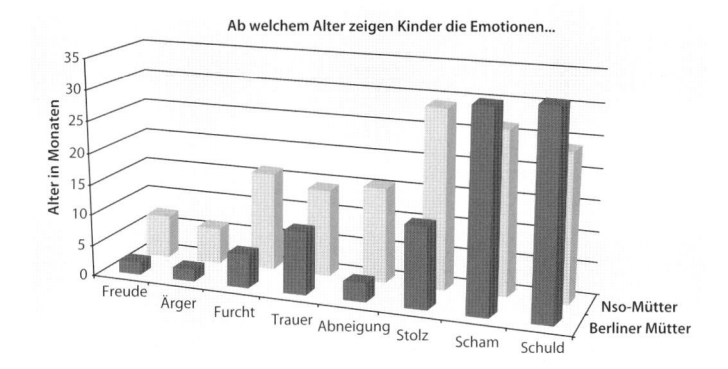

Lächle doch mal mit der Mama oder verzieh' bloß keine Miene

Abb. 10.4 Entwicklungsfahrplan für das Auftreten von Emotionen

Einklang mit den elterlichen Erwartungen, die hier als charakteristisch für unsere beiden prototypischen Sozialisationspfade berichtet sind, betätigen dies eindrucksvoll.

Die frühen Interaktionen sind Laboratorien für kulturelles Lernen und können als Wiege ontogenetischer Entwicklungspfade aufgefasst werden. Insofern müssen diese frühen Erfahrungen natürlich – wenn diese Annahme stimmt – Auswirkungen auf den weiteren Entwicklungsverlauf von Kindern haben. Darauf kommen wir im Teil III dieses Buches zurück. Zunächst möchten wir uns noch mit der Rolle der Väter befassen.

Väter und Säuglinge

Bisher haben wir uns hauptsächlich mit Müttern und Säuglingen beschäftigt. Das liegt zunächst auch nahe, da Mütter in allen Kulturen in den ersten Lebensjahren die wesentlichen Bezugspersonen für Kinder sind, die, wie wir auch gesehen haben, durch unterschiedliche andere Personen unterstützt werden können. Allerdings scheinen Mütter mehr auf ein unterstützendes soziales Umfeld angewiesen zu sein, als es in unserer Kultur realisiert wird. Die amerikanische Anthropologin Sarah Blaffer Hrdy hat schon vor Jahren in ihrem preisgekrönten Buch »Mutter Natur« (2010 in einer Sonderausgabe erschienen) argumentiert, dass die Menschheit nicht überlebt hätte, hätten nicht die Großmütter ihre Enkelkinder wesentlich betreut und unterstützt. In ihrem neuen Buch »Mothers and Others«, 2009 erschienen, setzt sie sich mit dem Mutterinstinkt auseinander und beschreibt dessen ambivalente Natur, die viele Frauen als gemischte Gefühle in Bezug auf ihr Muttersein empfinden. Sie argumentiert, dass unsere Vorfahren ihre Kinder in Gruppen aufgezogen haben und nicht in der Kernfamilie mit Vater und Mutter. Das bedeutet natürlich nicht, dass nicht auch Väter im sozialen Konzert für ihre Nachkommen eine wichtige Rolle spielen. Und diese Bedeutung muss sich nicht unbedingt im direkten Umgang zeigen. Die US-amerikanischen Anthropologen Kim Hill und Magdalena Hurtado (1996) haben bei ihren Feldforschungen bei den Aché-Indianern in Paraguay festgestellt, dass die Kinder bessere Überlebenschancen hatten, deren Mütter Partner/Ehemänner hatten, selbst wenn diese durch lange Jagdzüge und kriegerische Auseinandersetzungen so lange abwesend waren, dass sie Fremde für die Kinder blieben. Die soziale Stellung und materielle Versorgung, die der Vater bereitstellte, waren wichtige Einflussgrößen für das Leben der Kinder.

Väterliche Investitionen

Väterliche Investitionen sind Teil unseres evolutionären Erbes, ebenso wie die mütterlichen Investitionen, aber sie sind nicht nur direkt – oder indirekt, wie das Beispiel der Aché zeigt – auf das Kind gerichtet, sondern können auch als Teil des Werbungsverhaltens verstanden werden. Männer, die die Bereitschaft zur Unterstützung bei der Erziehung der Nachkommen erkennen lassen, haben größere Chancen auf dem Heiratsmarkt – und verbessern so ihre eigenen Chancen zur Fortpflanzung, zumindest aus evolutionärer Sichtweise (Chasiotis u. Keller 1995).

Ebenfalls Teil des evolutionären Erbes ist die Prädisposition zu elterlicher Sorge und Fürsorge auch bei Vätern, die ebenso wie die Strategien von Müttern als Anpassungen an bestimmte Kontexte zu verstehen sind. Entsprechend finden wir auch kulturelle Sozialisationsstrategien bei Vätern (◘ Abb. 11.1)

Väter und Säuglinge

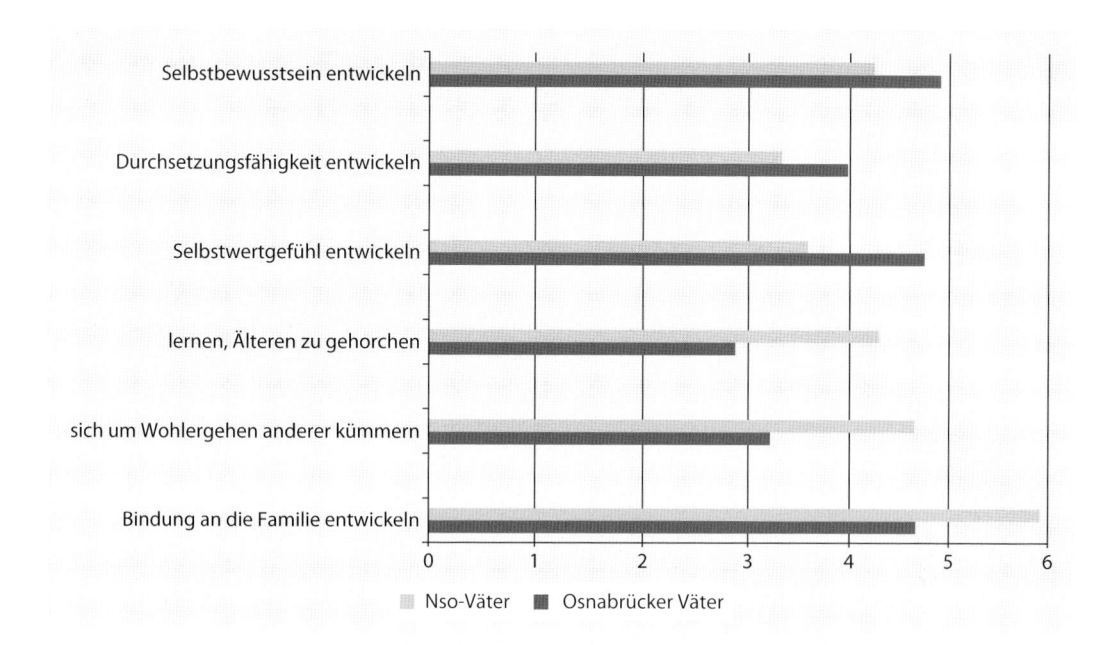

Abb. 11.1 Sozialisationsziele von deutschen Mittelschicht- und Nso-Vätern

Die Abbildung 11.1 zeigt die Bewertung von Sozialisationszielen für die ersten drei Lebensjahre von Nso-Vätern und deutschen Mittelschichtvätern aus Osnabrück. Für die Osnabrücker Väter sind die drei autonomieorientierten Sozialisationsziele (Selbstbewusstsein, Durchsetzungsfähigkeit und Selbstwertgefühl zu entwickeln) wichtiger als für die Nso-Väter, für die wiederum die relationalen Sozialisationsziele (Älteren gehorchen, sich um das Wohlergehen anderer kümmern und Bindung an die Familie entwickeln) wichtiger sind als für die deutschen Väter. Interviews mit Nso-Vätern bestätigten, dass die relationale Anpassung einen hohen Stellenwert für sie besitzt. In freien Interviews wurde als wichtigste Entwicklungsaufgabe für das erste Lebensjahr das Hineinwachsen in das soziale Beziehungsnetz genannt. Dazu gehört es zu lernen, mit anderen harmonisch zu interagieren und Respekt und Gehorsam zu entwickeln. Das soziale Miteinander ist eingebettet in Traditionen und kulturelle Werte und Normen.

Deutsche Mittelschichtväter sind eine variablere Gruppe. Ihr Interesse an ihren Sprösslingen äußert sich auch in Versorgungstätigkeiten und Spielsituationen. Viele junge Väter sind bei der Geburt dabei. Die tatsächliche Beteiligung von Vätern am Leben ihrer Kleinkinder ist immer noch relativ gering. Obwohl in der westlichen Mittelschicht die Philosophie der Notwendigkeit der väterlichen Beteiligung am Leben der Kinder, von der Geburt an,

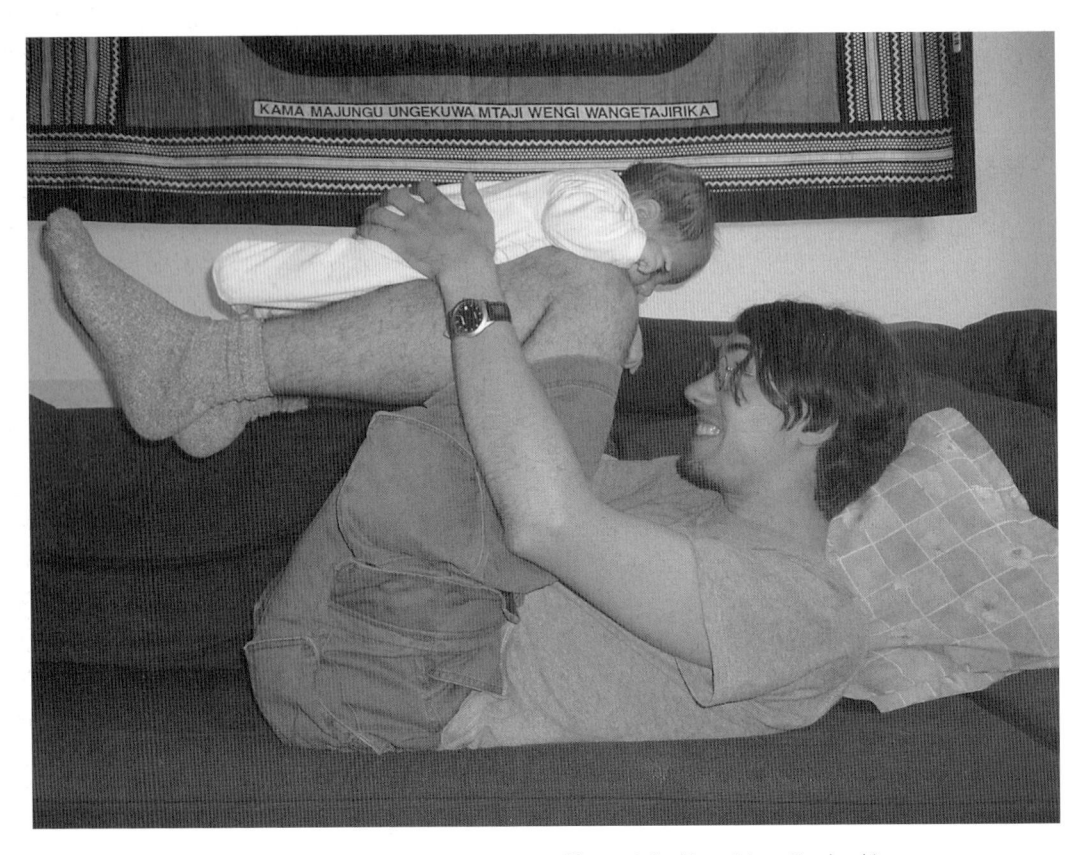

Abb. 11.2 Ein deutscher Mittelschichtvater spielt mit seinem kleinen Sohn (Foto: Ariane Gernhardt)

immer wieder betont wird und auch Studien nachweisen, dass auch väterliches Verhalten den Entwicklungsverlauf der Kinder beeinflusst (Lamb u. Tamis-Lemonda 2004), ist doch tatsächlich die Zeit, die Väter mit Säuglingen verbringen, im Durchschnitt gering – und das trotz politischer Bemühungen wie Elternzeit auch für Väter – seit der Einführung 2007 ist die Zahl von 7 % bis auf heute 18 % gestiegen (nach Angaben des BMFSF; www.bmfsfj.de). Häufig nehmen Väter die berühmten zwei Monate Elternzeit, die die insgesamt längere Inanspruchnahme des Elterngeldes ermöglichen. Zunehmend gibt es allerdings auch Maßnahmen zur Förderung von Vätern in Industriebetrieben und Familienunternehmen (z. B. www.ursachenstiftung.de; www.vaeter.de; www.fit-fuer-den-start.de).

Väter und Babys im Alltag

In anderen Kulturen wird von Vätern nicht erwartet, dass sie sich am Alltag von Babys beteiligen. Sie sind die absoluten Autoritätspersonen im Hintergrund und primär zuständig für die materielle Versorgung der Familie. Die Fulani z. B., ein nomadisierender Viehzüchterstamm, der in der Nähe der Nso-Bauern

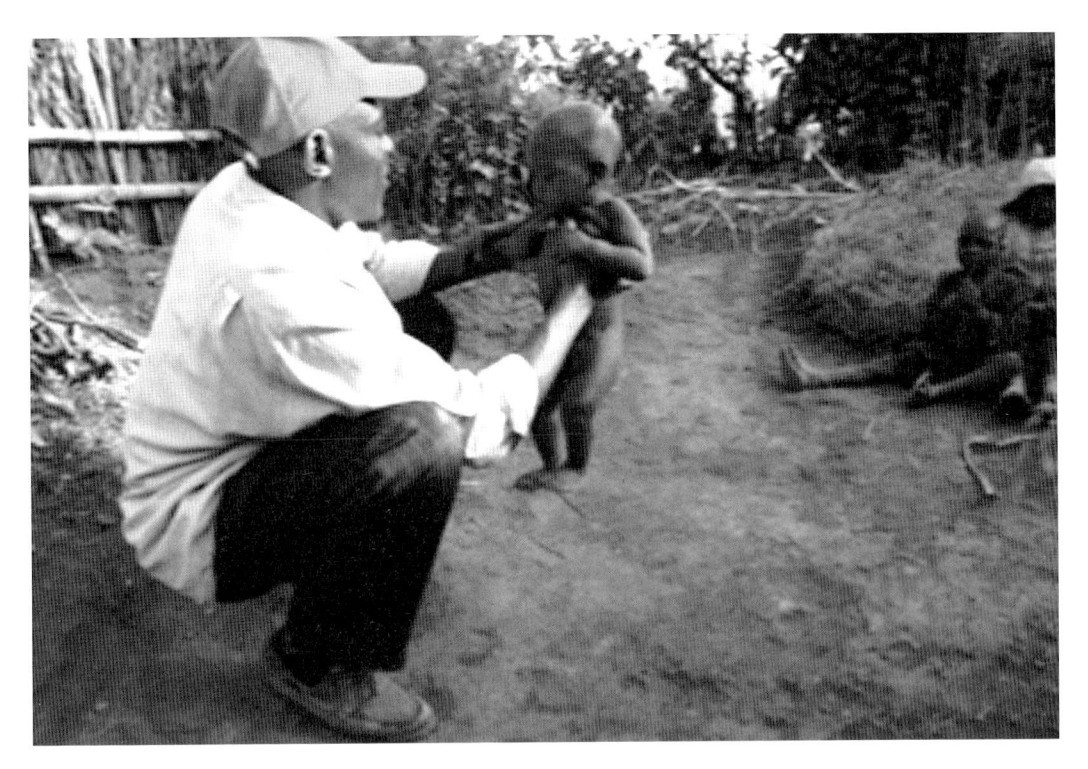

Abb. 11.3 Ein Nso-Vater beschäftigt sich mit seiner kleinen Tochter (Foto: Markus Lamm)

im Nordwesten Kameruns lebt, erwarten, dass Väter emotionale Distanz zu ihren Kindern wahren. Nur durch diese Distanz könne die nötige Furcht und der notwendige Respekt und Gehorsam gegenüber dem Vater entwickelt werden (s. dazu mehr in Lamm u. Keller, im Druck). Auch die Nso-Bauern verstehen sich eher als die materiellen Versorger denn als Interaktionspartner ihrer Kinder. In Interviews über väterliche Pflichten und Aufgaben nannten sie die Versorgung mit Nahrung für das Baby und/oder die Mutter, die Bereitstellung von Kleidung sowie die Sorge für hinreichende hygienische Bedingungen und medizinische Versorgung; jedoch nur 16 % der Nso-Väter hielten Spielen für wichtiges väterliches Verhalten im Umgang mit Babys im ersten Lebensjahr.

In Spielinteraktionen zwischen Vätern und ihren drei Monate alten Babys finden wir ganz ähnliche kulturelle Differenzierungen, wie wir dies für die Mütter berichtet haben. Deutsche Mittelschichtväter praktizieren den distalen Interaktionsstil aus Blickkontakt und Objektstimulation, begleitet von Sprache und Ansprache des Babys, wie in Abbildung 11.2 deutlich wird (◘ Abb. 11.2).

Nso-Väter dagegen praktizieren den proximalen Stil aus Körperkontakt und besonders viel Körperstimulation, wenn wir sie darum bitten, mit ihren Säuglingen zu spielen (Abb. 11.3). Wie schon gesagt, ist das jedoch kein alltägliches Verhalten.

Die Rolle des Vaters und das väterliche Elternverhalten sind also ebenfalls Teil der kulturellen Kindheit. Die väterlichen Sozialisationspraktiken stehen im Einklang mit den kulturellen Modellen und den entsprechend angestrebten Sozialisationszielen. Die Distanziertheit der Väter in bäuerlichen afrikanischen Gemeinschaften resultiert aus der Forderung nach Gehorsam und Respekt der Kinder und fördert die Autorität des Vaters als Familienoberhaupt. Väter in der westlichen Mittelschichtgesellschaft unterstützen die Entwicklung zur psychologischen Autonomie mit einem egalitären sozialen Miteinander. In jedem Fall ist die Rolle des Vaters, ebenso wie die der Mutter, nicht isoliert von der familiären Organisation und deren ökonomischen Grundlage verstehbar.

Entwicklungskonsequenzen. Die Auswirkungen der frühen Erfahrungen

Kapitel 12   Entwicklung im ersten Lebensjahr –
             früh sprechen oder früh laufen? – 93

Kapitel 13   Die Beziehungsmatrix der Einjährigen:
             Bindung ist nicht gleich Bindung – 101

Kapitel 14   Kulturspezifische Entwicklungspfade – 111

Kapitel 15   Das sprachliche Universum:
             Autonomie oder Didaktik? – 119

Kapitel 16   Die ersten Bilder von sich selbst:
             Kinder zeichnen sich und ihre Familien – 125

Entwicklung im ersten Lebensjahr – früh sprechen oder früh laufen?

Kultur formt Entwicklung

Kinder, die solche unterschiedlichen Erfahrungen, wie wir sie beschrieben haben, in der prägenden frühen Zeit machen, müssen sich zwangsläufig in ihren folgenden Entwicklungsverläufen unterscheiden. Etwas anderes anzunehmen, würde den Einfluss von Erfahrungen auf Entwicklung grundsätzlich leugnen und sich im Widerspruch zu überzeugenden neurophysiologischen und psychologischen Forschungsergebnissen befinden. Diese Unterschiede beziehen sich zunächst auf den zeitlichen Verlauf, also den Zeitpunkt des Auftretens bestimmter Entwicklungsergebnisse. Das Training, das Säuglinge in bestimmten Verhaltensbereichen erhalten – ob es nun als solches apostrophiert wird oder nicht –, muss doch entwicklungsfördernd in diesen Bereichen wirken. Die Unterschiede sind aber nicht auf die Verschiebung auf einer zeitlichen Skala begrenzt. Entwicklung muss als Zusammenhangsmuster verschiedener Bereiche und Dimensionen verstanden werden. Das frühere oder spätere Erreichen bestimmter Entwicklungsergebnisse wirkt sich auch auf andere Bereiche aus. Ein Kind, das sitzen kann, hat buchstäblich einen anderen Blick auf die Welt als ein Kind, das auf dem Rücken liegt. Insofern kann auch das Muster von Entwicklungsergebnissen unterschiedlich sein. Aber auch die Entwicklungsergebnisse selbst können unterschiedlich aussehen. Wie sollten denn aus den substanziellen Unterschieden in den elterlichen Sozialisationszielen, die wir beschrieben haben, die gleichen Entwicklungsmuster resultieren?

Thomas Weisner, ein sehr bekannter Kulturanthropologe von der Universität von Kalifornien in Los Angeles (UCLA), stellt gerne die folgende Frage: Was ist der bedeutsamste Faktor, der die Entwicklung eines sonst gesunden Neugeborenen beeinflusst? Antworten, die er dann erhält, umfassen physischen Schutz und Sicherheit, gute Ernährung, Liebe und Bindung, Vertrauen, finanzielle Sicherheit, Stimulation/Förderung. Dies sind alles sehr wichtige Dinge, so argumentiert er, aber der wichtigste Faktor ist Kultur. Kultur bestimmt nämlich, wie all die anderen Faktoren definiert sind und wie sie aussehen. Kultur definiert, was physischer Schutz und Sicherheit bedeuten, was gute Ernährung ist, wie Liebe und Bindung aussieht, was Vertrauen ist, was finanzielle Sicherheit und was Stimulation und Förderung bedeuten. Wenn wir uns die verschiedenen Sozialisationsumwelten, die wir beschrieben haben, vor Augen führen, ist dies leicht nachvollziehbar.

Dennoch ist die vorherrschende Meinung in Lehrbüchern, dass Entwicklung ein Prozess ist, der überall auf der Erde mehr oder weniger gleich verläuft. Sprachentwicklung verläuft in diesen Phasen, Gedächtnis entwickelt sich nach jenem Muster usw. Wenn überhaupt Befunde aus anderen Kulturen vorliegen, werden sie als

Variationen in anschaulichen Kästen untergebracht, die zeigen, wie bunt und vielfältig die Menschen sein können – jedoch ohne ernsthafte Reflexion bezüglich der systematischen Rolle von Kultur auf Entwicklung. Eine bemerkenswerte Ausnahme bildet die Betrachtung der motorischen Entwicklung. Schon in den 1930/50er Jahren haben Anthropologen und Psychologen beobachtet, dass die Kinder in den afrikanischen Ländern südlich der Sahara früher sitzen, stehen und gehen können als euroamerikanische oder europäische Kinder. Nach wissenschaftlichem Rätselraten, ob hier genetische Unterschiede vorliegen würden – was nicht der Fall ist –, hat man die unterschiedlichen Erziehungspraktiken in Bezug auf die motorische Entwicklung identifiziert, insbesondere die speziellen Trainingseinheiten, die wir weiter vorne beschrieben haben. Dennoch fehlte es bislang noch an einer systemischen Betrachtungsweise, in der verschiedene Entwicklungsbereiche aufeinander bezogen werden. Genau das ist aber das Anliegen dieses Buches.

Will man den zeitlichen Verlauf von Entwicklungsmustern beschreiben, empfiehlt sich der Einsatz von Entwicklungstests. Entwicklungstests erfassen das Erreichen wichtiger Entwicklungsergebnisse im Zeitverlauf – im ersten Jahr in der Regel in den Bereichen Motorik, Sprache und Kognition. Ein weltweit häufig eingesetzter Test ist der Bayley-Test der kindlichen Entwicklung, der zuerst 1968 von Nancy Bayley, einer Entwicklungspsychologin von der Universität von Kalifornien in Berkeley, entwickelt wurde und in einer revidierten dritten Auflage 2007 erschienen ist. Der Bayley-Test baut auf früheren Entwicklungstests für das Säuglingsalter auf, unter anderem dem sicher ersten seiner Art – dem Welttest, der von Charlotte Bühler und Hildegard Hetzer 1932 in Wien entwickelt worden war. Wien war übrigens in den ersten Jahrzehnten des 20. Jahrhunderts das Zentrum der Kleinkindbeobachtung und Kleinkinddiagnostik, wo sich Studenten aus aller Welt einfanden, um diesbezügliche Kompetenzen zu erwerben. Der Bayley-Test »misst« die Entwicklung von Kindern in grundlegenden Kompetenzen in kleinen Schritten. Es liegen Übersetzungen (z. B. ins Deutsche) und z. T. auch Anpassungen (z. B. für Indien) vor. Anpassungen beziehen sich aber in der Regel nur auf leichte Korrekturen der zeitlichen Angaben. Mit unserem Verständnis von Kultur als basierend auf soziodemografischen Kontexten kann man natürlich auch keine Anpassungen an Länder vornehmen. Wie gesagt, wurde der Test in Kalifornien auf der Grundlage früherer Entwicklungstests entwickelt, die alle im euroamerikanischen Kulturkreis entstanden waren. Kompetenzen, wie z. B. die Unterscheidung von Verhalten und Stimme bei unterschiedlichen

Kulturelle Fairness von Tests

Tests im Kulturvergleich

Personen werden nicht erfasst, sondern Unterscheidungsleistungen werden mit unvertrauten Formen und Objekten geprüft. Nicht-westliche Mittelschichtkinder haben also Nachteile, wenn ihre geringe Objektvertrautheit sie in den entsprechenden Aufgaben nicht gut abschneiden lässt und die Bereiche, in denen sie beachtliche Kompetenzen haben, nicht erfasst werden. Daher ist der Bayley-Test, wie andere westliche Entwicklungstests, kulturell nicht fair. Die Entwicklung kulturell fairer Tests wurde einige Zeit so verstanden, dass man auf Sprache und kulturelles Wissen (z. B. wie heißt der Präsident der USA?) in Intelligenztests verzichtet. Es wurden entsprechend Tests entwickelt, die auf Formerkennung und Klassifikation von Formen basieren. Aber natürlich sind auch Formen nicht »kulturfrei«! Patricia Greenfield von der Universität von Kalifornien in Los Angeles hat 1997 in einem Artikel in dem viel gelesenen »American Psychologist« (die populäre Zeitschrift der American Psychological Association) sehr überzeugend argumentiert, dass diese sogenannten kulturfreien Tests noch kulturspezifischer sind als die Klassiker, denn die Formen und Symbole sind natürlich auch kulturelle Ausdrucksformen, die in ihrer Symbolik eher intuitiv und möglicherweise gar nicht bewusst zugänglich sind – daher eben umso wirksamer! Leider gibt es aber keine Tests, die die jeweiligen Kompetenzen im kulturellen Kontext erfassen. Daher müssen wir im Folgenden Entwicklungsunterschiede berichten, die wir mit dem Bayley-Test in den beiden prototypischen kulturellen Kontexten erfasst haben. Wir denken, dass dies gerechtfertigt ist, da wir ja keine individuellen Diagnosen erstellen und keine Entwicklungsquotienten berechnen möchten. Uns geht es um kulturelle Unterschiede kindlicher Kompetenzen im ersten Lebensjahr. Dabei sind wir uns der Tatsache bewusst, dass die Nso-Babys in ihren sozialkognitiven Fähigkeiten nicht adäquat erfasst werden, weil entsprechende Aufgaben nicht Teil der Testbatterie sind. Wir konzentrieren uns daher auf zwei Entwicklungsbereiche, Motorik und Sprache, von denen wir annehmen können, dass sie im ersten Lebensjahr mit demselben Instrument einigermaßen verlässlich erfasst werden können. Wie wir gesehen haben, werden die beiden Entwicklungsbereiche kulturell sehr unterschiedlich betont. Wenn diese frühen Erfahrungen nun Auswirkungen auf die kindlichen Entwicklungsergebnisse haben, müssen wir hier auch unterschiedliche Entwicklungsmuster vorfinden.

In einer laufenden multizentrischen Längsschnittuntersuchung der Universitäten Frankfurt (Prof. Knopf), Gießen (Prof. Schwarzer), Bielefeld (Prof. Lohaus) und unserer Osnabrücker Arbeitsgruppe, die die Forschungsstation in Kumbo, Kamerun (Leitung Dr. Bettina Lamm) unterhält, haben wir den Bayley-Test

Entwicklung im ersten Lebensjahr – früh sprechen oder früh laufen?

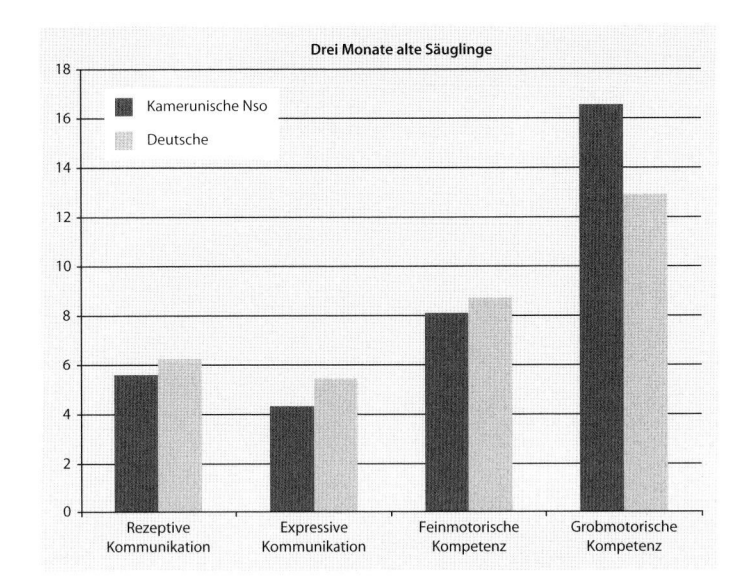

Abb. 12.1 Bayley-Test-Scores für 3-monatige Nso im Vergleich mit deutschen Babys in den Skalen Sprache/Kommunikation und Motorik

mit drei und sechs Monate alten deutschen Mittelschicht- und kamerunischen Nso-Babys durchgeführt. Wir betrachten nur die Skalen Kommunikation, die aus rezeptiver und expressiver Kommunikation besteht, und die Skala Motorik, die aus Feinmotorik und Grobmotorik besteht. Items für rezeptive Kommunikation sind z. B. »reagiert auf Geräusche in der Umgebung« oder »reagiert auf seinen Namen«; Beispiele für expressive Kommunikation sind »gibt undifferenzierte Geräusche von sich«, »Geräusche oder Lächeln in sozialen Situationen«. Beispiele für feinmotorische Kompetenzen sind »Hände sind zur Faust geballt« oder »hält einen Ring«; grobmotorische Kompetenzen schließlich bestehen aus Items wie »bewegt beide Beine« oder »kontrolliert Kopf in aufrechter Position«. Die Ergebnisse sind wie erwartet: die deutschen Babys schneiden besser in den kommunikativen Kompetenzen ab, während die Nso-Babys deutlich bessere grobmotorische Kompetenzen aufweisen (in der Feinmotorik gibt es keine Unterschiede, Abb. 12.1). Die gleichen Unterschiede finden wir bei den 6-monatigen Babys. Die Kompetenzen der Babys reflektieren also, wie erwartet, die frühe Erfahrungswelt.

In der motorischen Entwicklung bei den dreimonatigen Babys sind die Unterschiede am deutlichsten beim Sitzen. Viele Nso-Babys können mit drei Monaten ohne Unterstützung auch für längere Zeit sitzen (Abb. 12.2).

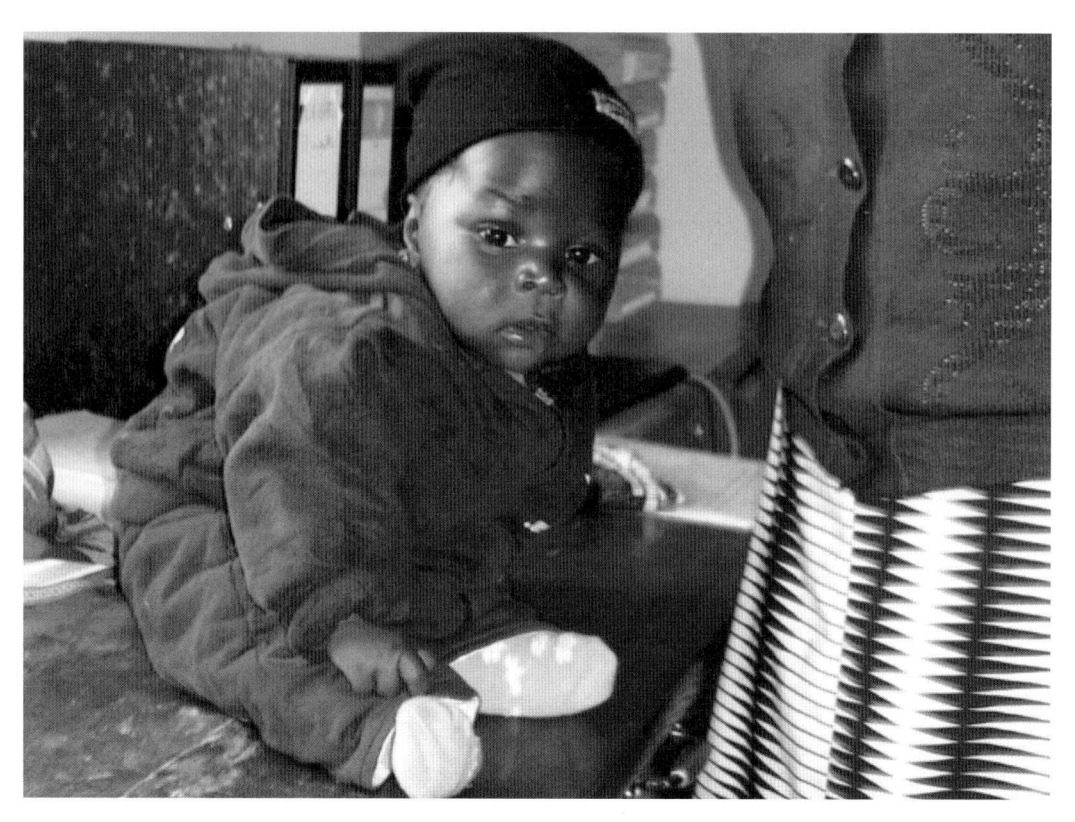

Abb. 12.2 Frei sitzendes 3-monatiges Nso-Baby (Foto: Markus Lamm)

Jedes Kind hat eine einzigartige Entwicklung

Neben dem freien Sitzen zeigt sich, dass Nso-Babys eine deutlich weiterentwickelte Kopf- und Körperkontrolle gegenüber deutschen Babys haben (Abb. 12.3 und Abb. 12.4).

Allerdings können sie mit den Entwicklungsaufgaben im Liegen, nämlich dem Drehen von Bauch- und Rückenlage und umgekehrt, was alle Bielefelder Babys in unserer Untersuchung mit 6 Monaten beherrschten (Abb. 12.5), nichts anfangen. Sie haben einfach keine Erfahrungen mit Liegen, außer, wenn sie schlafen.

Neben diesen kulturellen Unterschieden sind die beiden Entwicklungsbereiche der Motorik und der Sprache jedoch auch interindividuell außerordentlich variabel. Der Tübinger Entwicklungspädiater Richard Michaelis hat für beide Bereiche große Unterschiede zwischen einzelnen Kindern aufgewiesen, die sich auf Zeitpunkt und Abfolge beziehen. Demnach ist die in den Entwicklungstests vorgegebene Abfolge von liegen, sitzen, krabbeln, stehen und schließlich laufen das Muster, das entsteht, wenn man die Leistungen vieler Kinder zusammenfasst. Das einzelne Kind

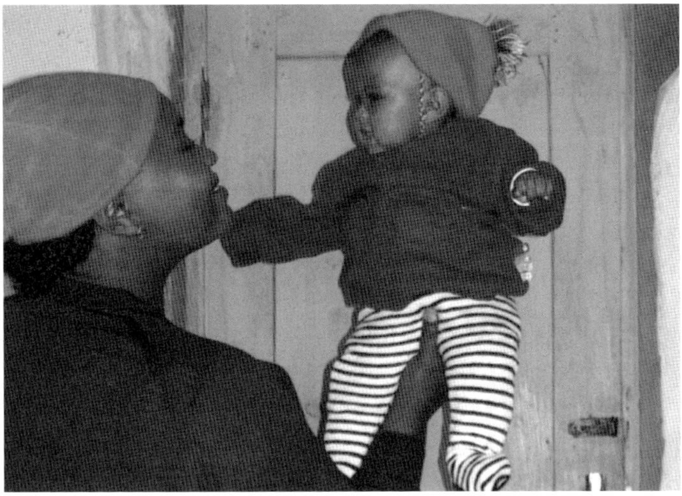

Entwicklung im ersten Lebensjahr – früh sprechen oder früh laufen?

Abb. 12.3 Das 3-monatige Nso-Mädchen hat schon eine gute Körperkontrolle (Foto: Markus Lamm)

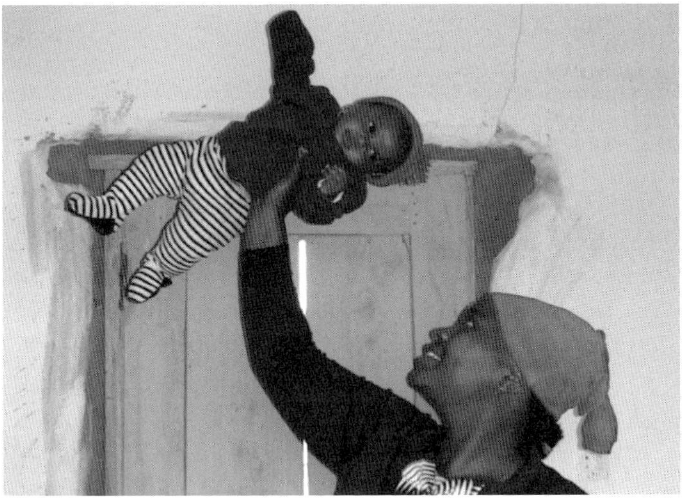

Abb. 12.4 Kopf- und Köperkontrolle in verschiedenen Lagen (3-monatiges Nso-Mädchen) (Foto: Markus Lamm)

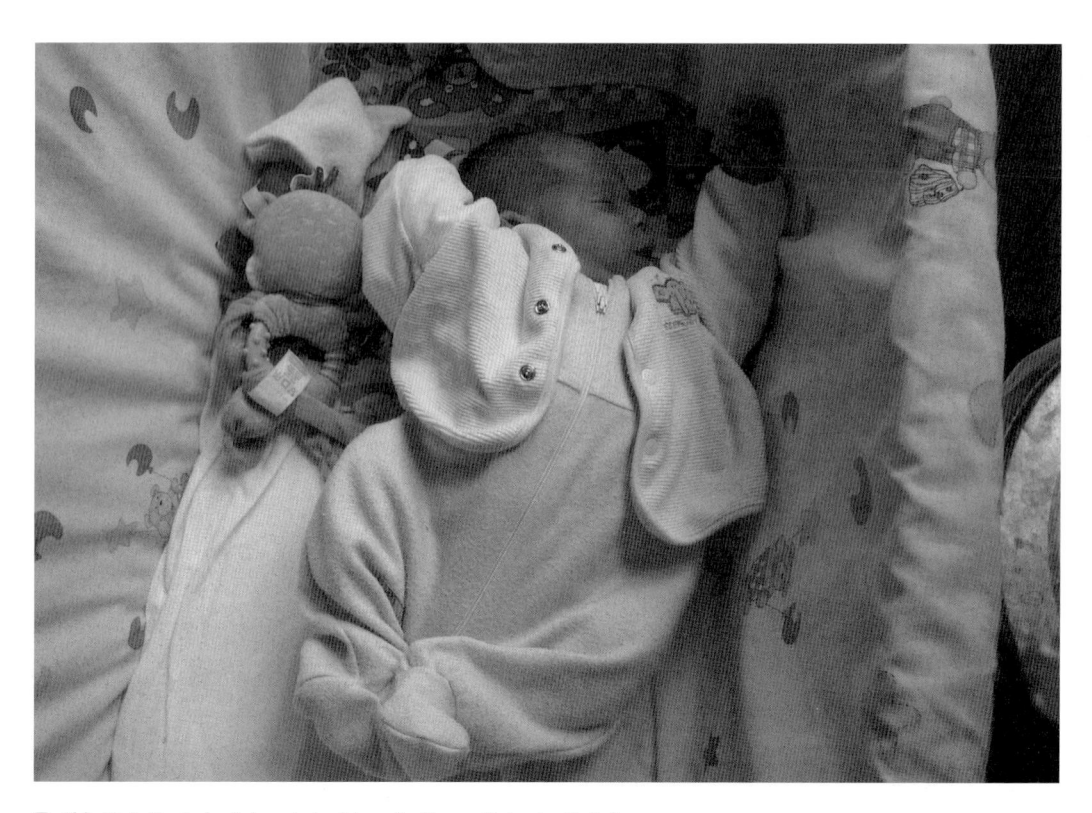

Abb. 12.5 Deutsche Babys sind erfahren im Liegen (Foto: Jan Hofer)

geht nicht geradlinig durch diese Abfolge, sondern vor und zurück, manche schreiten schnell voran, andere gemächlich, manche Kinder krabbeln gar nicht, andere erst, wenn sie laufen können. Nach seinen Beobachtungen und Untersuchungen lernt jedes Kind auf seine eigene Art sowohl laufen als auch sprechen (Michaelis 2010).

Die Beziehungsmatrix der Einjährigen: Bindung ist nicht gleich Bindung

Wenn über Beziehungen im frühen Kindesalter gesprochen wird, wird dabei in der Regel die sogenannte Bindungstheorie zugrunde gelegt. Dabei geht es um die Entwicklung von einem gefühlsmäßigen Band zwischen dem Baby und seiner Mutter bzw. wenigen Bezugspersonen, das im Verlauf des ersten Lebensjahres entsteht. Die von dem englischen Psychiater John Bowlby und der amerikanischen Psychologin Mary Ainsworth formulierte Bindungstheorie ist seit ihren ersten Veröffentlichungen Ende der 1960er Jahre in einem Maße bekannt geworden, wie das für wissenschaftliche Theorien selten der Fall ist – sowohl im Kontext wissenschaftlicher Untersuchungen zur sozialemotionalen Entwicklung als auch in verschiedenen Anwendungsbereichen im frühen Beratungs- und Bildungskontext. Das besondere Verdienst von John Bowlby and Mary Ainsworth kann darin gesehen werden, dass sie die Entwicklungspsychologie in der Mitte des letzten Jahrhunderts in ihrer Ausrichtung gedreht haben. Der zu dieser Zeit vorherrschende Behaviorismus dominierte auch die Vorstellungen über kindliche Entwicklung und Erziehung. Die Grundannahmen in den verschiedenen Spielarten des Behaviorismus beziehen sich darauf, dass Verhalten immer in Abhängigkeit von bestimmten Reizkonstellationen zu sehen ist und dass Entwicklung sich durch Lernen und Verlernen von verstärkten oder vernachlässigten, z. T. auch bestraften Mustern vollzieht. Der amerikanische Universitätsprofessor John Broadus Watson von der John Hopkins Universität in Baltimore hatte pathetisch proklamiert, dass man ihm ein Dutzend Neugeborene geben solle und er daraus Ärzte, Rechtsanwälte, Künstler, Kaufleute, Bettler, Diebe, ganz nach Belieben, formen könne. Traurige Berühmtheit hat der Fall des kleinen Albert erreicht, an dem Watson 1920 demonstrierte, dass man Angst erzeugen – konditionieren – kann. Der 11 Monate alte kleine Junge hatte keine Angst vor weißen Ratten und fasste sie furchtlos an. In späteren Sitzungen im Labor haben Watson und seine Studentin Rosalie Rayner laute Geräusche erzeugt, wenn Albert die Ratte berührte. Nicht überraschend reagierte Albert mit Furcht auf das laute Geräusch (Hammerschlag auf Stahl). Nach mehreren Versuchsdurchgängen reagierte Albert dann schon völlig gestresst auf den Anblick der Ratte, später dann auf alles Pelzige und Fellige. Albert befand sich während der Versuchsreihe stationär in einem Hospital, woraus er entlassen wurde, bevor die Furchtreaktion dekonditioniert, also gelöscht werden konnte. Dies hatte Watson offensichtlich von Anfang an gewusst. Neben allen ethischen Bedenken gibt es auch Zweifel an Ablauf und Ergebnissen dieses »Versuches«.

Watson hat in seinem 1928 publizierten Erziehungsratgeber »Psychological Care of Infant and Child« Mütter davor gewarnt,

Die Vorstellungen zur Babypflege haben sich geändert

ihren Kindern zu viel Liebe und Zuneigung zu geben. Seiner Meinung nach sollten Kinder wie kleine Erwachsene behandelt werden.

Das war das Klima, in dem John Bowlby and Mary Ainsworth ihre sicherlich zu der Zeit revolutionär anmutenden Ideen von der evolutionären Bedingtheit und der Bedeutung innerer Befindlichkeiten und deren verhaltenssteuernder Wirkung äußerten. Natürlich blieben ihre Ideen nicht unwidersprochen! Berühmt geworden ist die Kontroverse zwischen Jack Gewirtz, einem Verhaltenspsychologen an dem National Institute of Health in Bethesda, Maryland, USA, der sich ebenfalls mit kindlicher Entwicklung beschäftigte, und den Vorstellungen von Mary Ainsworth – eine Kontroverse, die heute durchaus noch aktuell ist. Jack Gewirtz hatte argumentiert, dass schreiende Kinder durch elterliche Aufmerksamkeit dazu ermuntert werden, mehr zu schreien – eine klassische lerntheoretische Argumentation. Auf der Grundlage der Bindungstheorie wird dagegen argumentiert, dass ein schreiendes Baby ein Bedürfnis signalisiert, z. B. Hunger, das befriedigt werden muss. Wenn das Bedürfnis befriedigt wird, hört demgemäß natürlich auch das Schreien auf. Natürlich ist die Wahrheit viel komplexer, so dass man diesen Fall nicht auf alle Verhaltensbereiche übertragen kann. Jedenfalls kann man aber festhalten, dass Entwicklung keine Abfolge einfacher Reiz-Reaktion-Mechanismen ist. Babys, die weiter schreien, auch wenn die primären Bedürfnisse erfüllt sind, signalisieren damit andere Bedürftigkeiten. Darauf nicht einzugehen, verstärkt die Probleme, wie wir inzwischen aus vielen Fallbeispielen aus sogenannten Babysprechstunden, d. h. Beratungsstellen für junge Eltern wissen (z. B. http://nifbe.de).

Zurück zur Bindungstheorie: Ein weiteres besonderes Verdienst dieses Ansatzes liegt darin, auf die Bedeutsamkeit der frühen sozialemotionalen Entwicklung, auch für den weiteren Entwicklungsverlauf, aufmerksam gemacht zu haben. Aus der Synthese ethologischer, psychoanalytischer und systemtheoretischer Annahmen hat John Bowlby (1969) ein universelles Bindungsmotiv postuliert, das phylogenetisch entstanden ist und das auf der Grundlage kindlicher und elterlicher Verhaltensbereitschaften im Verlauf des ersten Lebensjahres realisiert wird. Das bedeutet, dass Bindung ein lebensnotwendiges Bedürfnis ist, das Grundlage jeglicher gesunden Entwicklung ist. Sowohl Babys als auch potenzielle Bezugspersonen – dies können die leiblichen Eltern, Erwachsene im Allgemeinen bis zu Kindern ab etwa drei Jahren sein – sind mit komplementären Verhaltensprogrammen ausgestattet, die Kommunikation ermöglichen und damit den Aufbau von Bindungsbeziehungen. Auf der Grundlage der Universalität

Bindung ist ein lebensnotwendiges Bedürfnis

des Bindungsmotivs wird angenommen, dass Bindung überall auf die gleiche Art und Weise entsteht und die gleichen Konsequenzen hat – unabhängig von Kontext und Kultur. Aber schauen wir uns erst die Annahmen der Bindungstheorie genauer an.

Bindung wird als das emotionale Band betrachtet, das sich zwischen einem Säugling und seinen wesentlichen Bezugspersonen entwickelt. Bindung wird dabei aus der Perspektive des Kindes betrachtet. Die Wünsche, Bedürfnisse, Präferenzen, ja sogar der – vermutete – Wille des Babys stehen im Mittelpunkt elterlicher Fürsorge.

Es wird angenommen, dass die frühen sozialemotionalen Erfahrungen, wie sie in konkreten Interaktionssituationen gewonnen werden, in der Beziehungsqualität, die die Kinder im Laufe des ersten Jahres zu ihren Bezugspersonen entwickeln, repräsentiert sind. Die Beziehungsqualität, die Bindungssicherheit wird in einer Laborsituation gemessen, dem sogenannten »Fremde Situation Test«. Im eigentlichen Sinne handelt es sich dabei nicht um einen Test, sondern um eine festgelegte Abfolge von kurzen Situationen in einer fremden Umgebung. Diese fremde Umgebung besteht aus einem Laborraum, in dem zwei Stühle stehen und eine Ecke mit Spielzeug eingerichtet ist. Das in der Regel einjährige Kind erfährt in dieser Situation eine Abfolge von Kontakten mit einer fremden Frau, Trennungen von der Mutter und Wiedervereinigungen. Die Bindungssicherheit wird hauptsächlich aus der Reaktion des Kindes in der zweiten Wiedervereinigungssituation mit der Mutter erschlossen. Das sicher gebundene Kind nähert sich der Mutter, wenn sie zur Tür herein kommt und möchte Körperkontakt aufnehmen, es lässt sich schnell beruhigen und wendet sich dann wieder dem Spielzeug zu. Unsicher gebundene Kinder vermeiden die Mutter oder aber zeigen Zeichen von Ambivalenz. Es ist also wichtig, dass das sicher gebundene Kind seine Befindlichkeiten emotional deutlich zeigt.

Beziehungsqualität als Ergebnis früher Erfahrungen

Ein zentrales Postulat der Bindungstheorie ist dabei, dass die elterliche, meist mütterliche Sensitivität im Umgang mit dem Baby im ersten Lebensjahr dazu führt, dass das Kind eine sichere Bindung entwickelt. Bowlby (1988) definierte die sensitive Mutter als schnell verfügbar, empfänglich für die kindlichen Signale und liebenswert responsiv, wenn das Kind Schutz, Trost oder Hilfe sucht. Ainsworth und Mitarbeiter (1978) haben Sensitivität als Essenz mütterlichen Verhaltens für das erste Lebensjahr definiert und eine Ratingskala entwickelt, mit deren Hilfe die Sensitivität in 9 Abstufungen eingeschätzt werden kann, von 1 (überhaupt nicht sensitiv) bis 9 (sehr sensitiv). Sensitivität impliziert ungeteilte Aufmerksamkeit und die prompte, angemessene und konsistente Reaktion auf kindliches Verhalten. Sensitivität wird in der Bindungsforschung als notwendige und kausal wirksame Bedingung für die Entwicklung einer sicheren Bindungsbeziehung betrachtet. Inzwischen wird Sensitivität weiter spezifiziert in der Art und Weise des sprachlichen Diskurses. Elisabeth Meins und Mitarbeiter (2002) beschreiben die Fähigkeit der Mutter, den mentalen Zustand ihres Babys angemessen zu repräsentieren und dem Baby das Gefühl zu vermitteln, ein intentionales Wesen zu sein, als bedeutsam für die Entwicklung von Bindungssicherheit. Ausgedrückt wird diese Orientierung durch den Gebrauch einer Sprache, die Bedürfnisse, Gedanken, Gefühle und Interessen sprachlich adressiert. Mütter von sicher gebundenen Kindern gebrauchten eher eine solche mentalistische Sprache als Mütter von unsicher gebundenen Kindern.

Eine weitere zentrale Aussage der Bindungstheorie besteht darin, Zusammenhänge zwischen der Bindungsqualität und der späteren sozialen und kognitiven Kompetenz der Kinder aufzuweisen. Diese Zusammenhänge scheinen jedoch für die sozialemotionale Entwicklung eher zu gelten als für die kognitive Entwicklung.

Diese kurze Zusammenfassung der Annahmen der Bindungstheorie (ausführlicher s. Keller 2008) macht deutlich, dass das Bindungskonzept am kulturellen Modell der psychologischen Autonomie orientiert ist. Das ist nicht weiter verwunderlich, da sowohl die Theorie als auch die empirischen Untersuchungen im euroamerikanischen Kulturkreis entwickelt wurden, wo eben dieses kulturelle Modell dominiert. Kindzentriertheit, exklusive dyadische Aufmerksamkeit, Reaktion auf die kindlichen Signale und ein mentalistischer Diskurs als Ingredienzien einer sicheren Bindungsbeziehung setzen ein familiäres Umfeld voraus, in dem die Zeit für eine solche Sozialisationsstrategie vorhanden ist, z. B. durch eigene ökonomische Ressourcen oder staatlich gesicherte Programme wie die Elternzeit, wo eine hohe formale Bildung den sprachdominanten Interaktionsstil erlaubt und wo nicht zuletzt die Kindzentriertheit im öffentlichen Gesundheits- und Bildungswesen unterstützt und auch überwacht wird.

So weit, so gut! Wie wir aber in Kapitel 3 gesehen haben, ist das kulturelle Modell der psychologischen Autonomie nur von sehr beschränkter Gültigkeit in seinem Anpassungswert. Wie passt das mit dem Universalitätsanspruch der Bindungstheorie zusammen? Eigentlich gar nicht, wie immer mehr Stimmen aus einer kulturpsychologischen und kulturvergleichenden Perspektive heraus äußern. Der Harvard-Professor Robert LeVine (2002; LeVine u. Norman 2001), einer der Pioniere der kulturspezifischen Soziali-

Die kulturelle Sicht auf Bindung

sationsforschung, hat im Rahmen des berühmten Harvard-Projektes, der »Six Culture Study« unter der Leitung der Harvard-Professoren John und Beatrice Whiting viel Zeit bei den Gusii, einem Bantu-Volk in Kenia, verbracht und dort Beobachtungen gemacht, die den Vorstellungen der Bindungstheorie diametral gegenüberstanden. Er schlussfolgert sehr klar, dass die Bindungskonzeption in der angloamerikanischen Ideologie des 20. Jahrhunderts begründet sei und nicht in der biologischen Ausstattung des Menschen. Damit macht er auch noch einmal eindringlich auf die Geschichtlichkeit von Weltanschauungen inklusive wissenschaftlicher Modelle aufmerksam.

Historische Veränderungen

Es ist nicht nur der horizontale Vergleich zwischen verschiedenen kulturellen Kontexten zu einem Zeitpunkt, sondern auch der vertikale Vergleich über die historische Zeit, der uns die Kontextabhängigkeit von Verhalten und Überzeugungen spiegelt. Auch bei uns haben sich die Vorstellungen darüber, was der richtige Umgang mit kleinen Kindern ist, über die Zeit verändert. In einer eigenen Untersuchung hatten Bettina Lamm und ich die Möglichkeit, Interaktionssituationen zwischen deutschen Müttern aus der Mittelschicht im Umgang mit ihren dreimonatigen erstgeborenen Babys zu zwei Zeitpunkten zu vergleichen: 1977 und 2001. Erwartungsgemäß hatten sich die Betonungen elterlicher Systeme deutlich verändert. Blickkontakt und Objektspiel nahmen signifikant zu, Körperkontakt und Körperstimulation nahmen signifikant ab – das heißt, die Unterstützung psychologischer Autonomie wurde deutlich mehr in diesen frühen Interaktionen und gleichzeitig nahm die Unterstützung von Verbundenheit deutlich ab – was übrigens nicht zwangsläufig gleichzeitig der Fall sein muss, wie wir in Kapitel 19 sehen werden. Auch das väterliche Verhalten veränderte sich deutlich im gleichen Zeitraum. In unserer Arbeitsgruppe konnten wir ebenfalls aufweisen, dass die Väter im Jahre 2001 mehr mit Objekten mit ihren drei Monate alten Babys spielten und häufiger kontingent auf die kindlichen Signale im »Face-to-face«-System reagierten, wohingegen die Väter 1977 mehr Körperkontakt zu ihren Babys herstellten und mehr Wärme ausstrahlten (Eickhorst et al. 2008).

Eine kulturspezifische Sichtweise geht von den Bedeutungssystemen und Wertvorstellungen in einem bestimmten kulturellen Kontext aus. Die Bedeutung kultureller Wertesysteme wird u. a. daran deutlich, dass die gleichen Verhaltensweisen in Beziehung zu völlig verschiedenen Sozialisationszielen gesetzt werden können. In ethnografischen Interviews ermittelten wir, dass US-amerikanische und deutsche Mittelklassemütter ebenso wie westafrikanische Nso-Bäuerinnen Stillen für das bedeutendste mütterliche

Verhalten im Umgang mit einem dreimonatigen Säugling hielten. Die Begründungen und die erwarteten Konsequenzen waren jedoch völlig unterschiedlich. Während die westlichen Städterinnen vom Stillen erwarteten, dass es das Baby selbstbewusst und unabhängig macht, erwarteten die Nso-Bäuerinnen durch das Stillen die Eingliederung in die Gemeinschaft, die Entwicklung von »Nsoness« (Keller et al. 2004). Entsprechend gestalten sie die Situationen auch sehr verschieden. Die deutsche Mittelschichtmutter sucht den Blickkontakt während des Stillens, während die Nso-Bäuerin gleichzeitig vielleicht Gemüse putzt. Wir haben argumentiert, dass kulturelle Modelle Anpassungen an ökokulturelle Kontexte sind. Insofern muss die konkrete Lebenssituation Ausgangspunkt aller Überlegungen zur Bindungsentwicklung sein.

Hiltrud Otto aus unserer Osnabrücker Arbeitsgruppe hat hier einen wichtigen Beitrag geleistet, Bindung und Beziehungsregulation in einem nicht-westlichen Kontext zu verstehen. Sie untersuchte die Beziehungsregulation einjähriger Nso-Kinder in ihrer natürlichen Umgebung. Dazu erfasste sie die sozialen und ökonomischen Lebensumstände der Familien in den Nso-Dörfern, interviewte Mütter einzeln und in Gruppen dazu, was diese unter guten Beziehungen und Bindung verstanden, und beobachtete die Reaktion von Kindern auf die Annäherung einer fremden Frau. Dazu kam eine fremde Nso-Frau auf den Hof, wo sich Mutter und Kind aufhielten. Sie verhielt sich nach den Nso-Benimmregeln und begrüßte zunächst die Mutter per Handschlag. Dann wendete sie sich ans Kind, klatschte in die Hände und nahm das Kind auf den Arm. Für die Nso ist es undenkbar, ein kleines Kind nicht sofort auf den Arm zu nehmen – das gebietet der Respekt der Familie gegenüber. Kinder sind im Alltag natürlich ganz selten in einer Situation, eine Fremde begrüßen zu müssen – insofern ist davon auszugehen, dass diese Situation Stress bedeuten sollte. Woran merkt man nun, dass ein kleines Kind gestresst ist und Angst empfindet? Dafür gibt es äußere und innere Anzeichen. Die äußeren Anzeichen betreffen u. a. den Gesichtsausdruck und das Äußern von Emotionen. Die inneren Anzeichen äußern sich unter anderem in der Ausschüttung des Stresshormons Kortisol. Die Kortisolkonzentration kann man in Speichelproben messen. Hiltrud Otto filmte die Begrüßungssituationen und analysierte den Emotionsausdruck der Kinder während der Phase, in der sich die Fremde an das Kind wendete und dann, wenn sie es auf den Arm nahm. Die Kortisolkonzentration konnte sie mit Hilfe der Mütter erheben, die mit einer Art Wattestäbchen vor und nach dem Besuch der Fremden Speichel aus dem Mund der Kinder entnahmen (Otto 2008).

Emotionsregulation bei den Nso

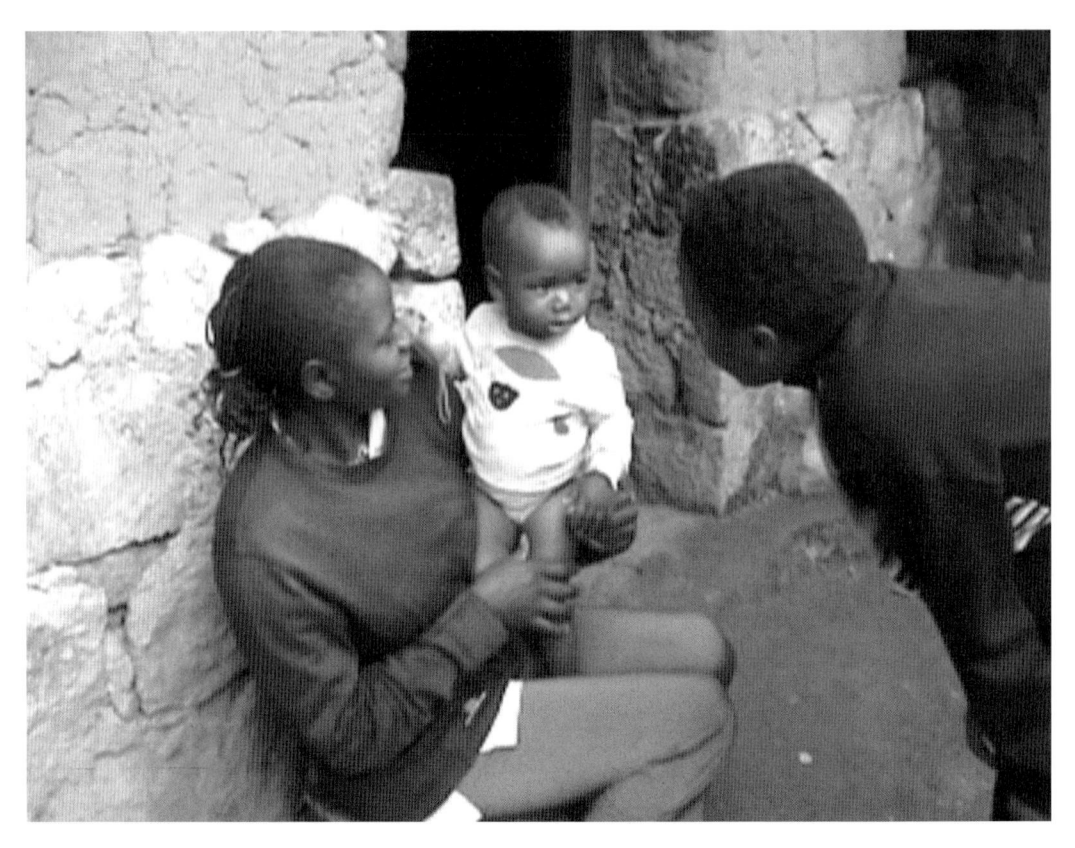

Abb. 13.1 Gut emotional reguliertes Nso-Kind im Kontakt mit einer Fremden (Foto: Hiltrud Otto)

Ein ruhiger und emotionsloser Ausdruck in beiden Situationen ist das am meisten verbreitete Muster, wie in Abbildung 13.1 zu sehen ist (◘ Abb. 13.1). In Interviews sagen die Mütter, dass es auch genau diese Emotionslosigkeit ist, die sie für sozial erwünscht halten. Dazu kommt, dass der Kortisolspiegel über den Verlauf der Begrüßung abfällt. Aus diesen verschiedenen Datenquellen kann geschlossen werden, dass dies das Äquivalent eines gut regulierten Gefühlshaushaltes in einer Stresssituation darstellt und damit als Nso-Äquivalent zur sicheren Bindung betrachtet werden kann.

Zwei weitere Muster waren noch identifizierbar: Kinder reagierten zunächst positiv auf die Fremde und dann negativ auf den Körperkontakt – dieses Muster ist mit einem Kortisolanstieg verbunden. Das dritte Muster beschreibt Kinder, die während beider Situationen negative Emotionen zeigten und auch einen unverändert hohen Kortisolspiegel aufwiesen. Die Mütter der Kinder, die zunächst positiv reagierten und dann doch Angst zeigten, hatten ähnliche Vorstellungen wie die Mütter der emotional neutralen

Gruppe, nämlich dass Exklusivität der Mutter-Kind-Beziehung nicht wünschenswert sei. Entsprechend versuchten sie auch, ihre Kinder positiv auf die Fremde einzustimmen – allerdings ohne Erfolg. Die Mütter der Kinder dagegen, die durchgehend negativ auf die Fremde reagierten, bezeichneten sich als die Hauptbezugspersonen ihrer Kinder und ließen exklusive Beziehungen zu. Das wurde mit den Lebenssituationen dieser Frauen erklärlich. Sie waren nicht verheiratet und lebten mehr oder weniger geduldet im elterlichen Haushalt. Sie waren jünger als die Mütter der anderen Kinder und gingen bezahlten Beschäftigungen nach, wie z. B. Friseurin oder Verkäuferin. Insgesamt hatten sie weniger soziale Unterstützung aufgrund ihrer speziellen Lebenssituation. Die emotional neutralen Kinder stammten dagegen aus Familien, die dem kulturellen Ideal entsprachen. Ihre Mütter waren verheiratet, lebten in der Großfamilie des Ehemannes und hatten die Unterstützung eines multiplen Betreuungssystems. Sie arbeiteten als Bäuerinnen auf den Feldern der Familie. Diese Mütter verstanden sich nicht als die primären Bezugspersonen ihrer Kinder. Ihnen war es wichtig, dass ihre Kinder ohne Probleme von anderen betreut werden konnten.

Insgesamt spiegeln diese Befunde die Sozialisation zu emotionaler Neutralität als kulturelles Ideal, das praktisch von Geburt an praktiziert wird. Natürlich kann in diesem System auch elterliche Sensitivität nicht als die prompte angemessene und konsistente Reaktion auf alle kindlichen Signale, seien sie noch so subtil, verstanden werden. Dr. Relindis Yovsi hat eine Nso-Skala elterlicher Sensitivität analog zu der viel verwendeten Ainsworth-Skala mit 9 Abstufungen entwickelt. Die höchste Punktzahl auf der Nso-Skala erreicht die Mutter, die ihr Kind trainiert und kontrolliert, eingebettet in Körperkontakt – also die Konzeption mütterlichen Verhaltens widerspiegelt, die wir weiter vorne beschrieben haben (Yovsi et al. 2008). Natürlich gibt es auch prompte Reaktionen in diesem System, allerdings eher in körperlichen Regulationen als im »Face-to-face«-Modus. Diese erschließen sich jedoch nicht so einfach in der Beobachtung.

Die Ergebnisse machen deutlich, dass Bindung zwar ein universelles Verhaltenssystem darstellt, dass die Qualität jedoch im kulturellen Kontext definiert werden muss. Das uns vertraute Modell definiert Bindung als das emotionale Band, das in individuellen, exklusiven psychologischen Diskursen entsteht. Bei den Nso-Bauern beobachten wir ein anderes Modell von Bindung. Es besteht in erster Linie in der Sicherheit der physischen Verfügbarkeit und Versorgung. Bei den Nso, ebenso wie auch bei anderen afrikanischen Ethnien, aber auch bei bestimmten Südseevölkern

Universelle Aufgabe – kulturspezifische Lösung

Prinzip der unmittelbaren Erfahrung

gilt es als Tabu, über die Gefühle und Gedanken anderer zu sprechen. In eindringlicher Weise hat dies auch der amerikanische Linguist Daniel Everett (2010) mit seinem Aufsehen erregenden und kürzlich in deutscher Sprache erschienenen Buch »Das glücklichste Volk« bestätigt. Die Pirahã-Indianer, bei denen er sieben Jahre lebte und ihre Sprache erforschte, leben nach dem »Prinzip der unmittelbaren Erfahrung«, in dem nur zählt, was unmittelbar geschieht und gesehen werden kann. Auch bei uns ist diese »Bewegung nach innen« relativ neu. Charles Taylor argumentiert in seinem Buch »Sources of the Self: The Making of Modern Identity« (1989), dass die Menschen früher in festgefügten und unveränderlichen Strukturen lebten – ganz wie die Nso-Bauern heute noch. Was als gut und richtig galt, war festgefügt, wie in Stein gemeißelt. Die zunehmende Verweltlichung und Individualisierung führte zu einem Aufweichen der Traditionen, so dass jedes Individuum selbst definieren muss, was gut und richtig ist. Identität wird also nicht mehr über Gruppenzugehörigkeit festgelegt, jeder Mann und jede Frau muss die eigene Identität selbst finden und konstruieren. Hier kommt Selbstreflexivität und psychologische Autonomie ins Spiel: Menschen sind gezwungen, sich in mentalen Prozessen zu definieren. Welches System stabiler ist und weniger anfällig für Störungen, sei einmal dahin gestellt.

Kulturspezifische Entwicklungspfade

Früher Erwerb von Handlungskompetenz

Auf dem Weg zur relationalen Anpassung ist es wichtig, wie wir gesehen haben, anderen nicht zur Last zu fallen oder Arbeit zu machen. Dazu gehört auch eine frühe Sauberkeitsentwicklung. Auch dieses Verhalten wird bei den Nso wie auch bei anderen west- und ostafrikanischen Völkern trainiert. Bei den Nso wird etwa mit sechs Monaten angefangen, sowohl das kontrollierte Urinieren als auch Koten zu trainieren. In der Regel sind sie sauber, wenn sie laufen können, was zwischen 9 und spätestens 12 Monaten der Fall ist.

Im Verlauf der nächsten Jahre geht die Entwicklungsschere weiter auseinander. Wichtig für ein Nso-Kind ist die Entwicklung früher Handlungskompetenz, damit er oder sie eine Stütze im Haushalt wird – Geschlechtsunterschiede sind dabei in den ersten 8 bis 10 Lebensjahren nicht beobachtbar, danach verläuft jedoch die Entwicklung von Jungen und Mädchen unterschiedlich. In den ersten beiden Jahren steht die Einpassung in das soziale System im Vordergrund, die Kinder lernen alle Personen des Clans in ihren verschiedenen Rollen und Funktionen zu differenzieren, können sich schon mit den anderen Kindern frei bewegen, sind bei den alltäglichen Abläufen dabei, beobachten und helfen hier und dort.

Mit etwa 3 Jahren erwartet die Nso-Gemeinschaft, dass Kinder schon alleine altersangemessene Aufgaben erledigen können, wie etwa losgeschickt zu werden, um kleinere Aufträge zu erledigen, z. B. etwas auf seinen Platz zu stellen, etwas zu einer Person am anderen Ende des Hofes zu bringen. In einem Interview erzählte uns die Mutter eines dreijährigen Mädchens (M = Mutter, I = Interviewerin):

> **M:** Ja, sie kann noch keine großen Mengen Mais tragen und mahlen. Sie sollte auch noch keine großen Wasserkanister schleppen, kleine Eimer kann sie tragen, kochen kann sie noch nicht.
>
> **I:** Warum nicht?
>
> **M:** Weil sie noch klein ist, sie kann kein Gemüse zubereiten.
>
> **I:** Was sollte ein Kind denn zuerst lernen?
>
> **M:** Mit drei Jahren?
>
> **I:** Ja
>
> **M:** Sie kann lernen, Geschirr zu waschen und kleine Aufträge zu erledigen.
>
> **I:** Ja
>
> **M:** Und den Boden sauber machen. Das sind Sachen, die sie kann. Sie kann sie lernen und dabei wachsen; so wächst sie.

Lernen im alltäglichen Kontext

Wachsen ist hier das Äquivalent für Entwicklung. Die Interviewerin erläutert uns dann noch, dass es wichtig ist, dass die Kinder andere bei der Ausübung dieser Arbeit sehen und beobachten können. Die einzelnen Arbeitsschritte müssen demonstriert wer-

Kulturspezifische Entwicklungspfade

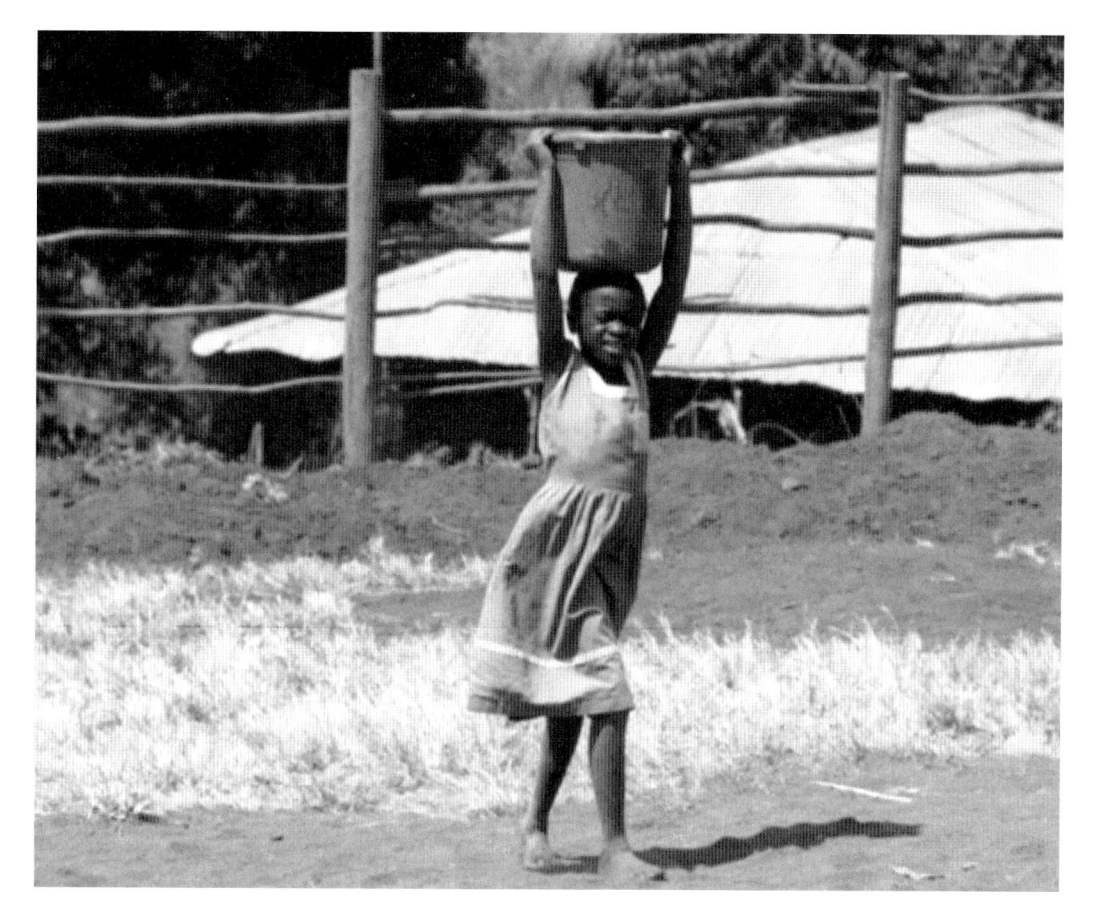

Abb. 14.1 Frühe Hilfen im Haushalt: Der Eimer Wasser wird an dem Dorfbrunnen gefüllt (Foto: Markus Lamm)

den. Wenn das Kind das 2 bis 3 Tage beobachtet hat, weiß es, wie man es macht und kann es alleine ausführen.

Das Lernen findet im alltäglichen Kontext statt durch Beobachtung, Imitation und Training. Das Kind wächst in seine vorgegebenen Aufgaben hinein und wächst dabei selbst. Dieses Bild vom Kind unterscheidet sich sehr vom Bild des Kindes, wie es in unseren Köpfen ist – das seine Umwelt exploriert und dabei freudig lernt, das sich selbst bildet, das in Kursen, Programmen und Institutionen kindgerecht aufgearbeitete Angebote erhält und daraus auswählen kann.

Je älter die Kinder werden, um so größer – im buchstäblichen Sinne – werden die Aufgaben – schwerere Lasten, größere

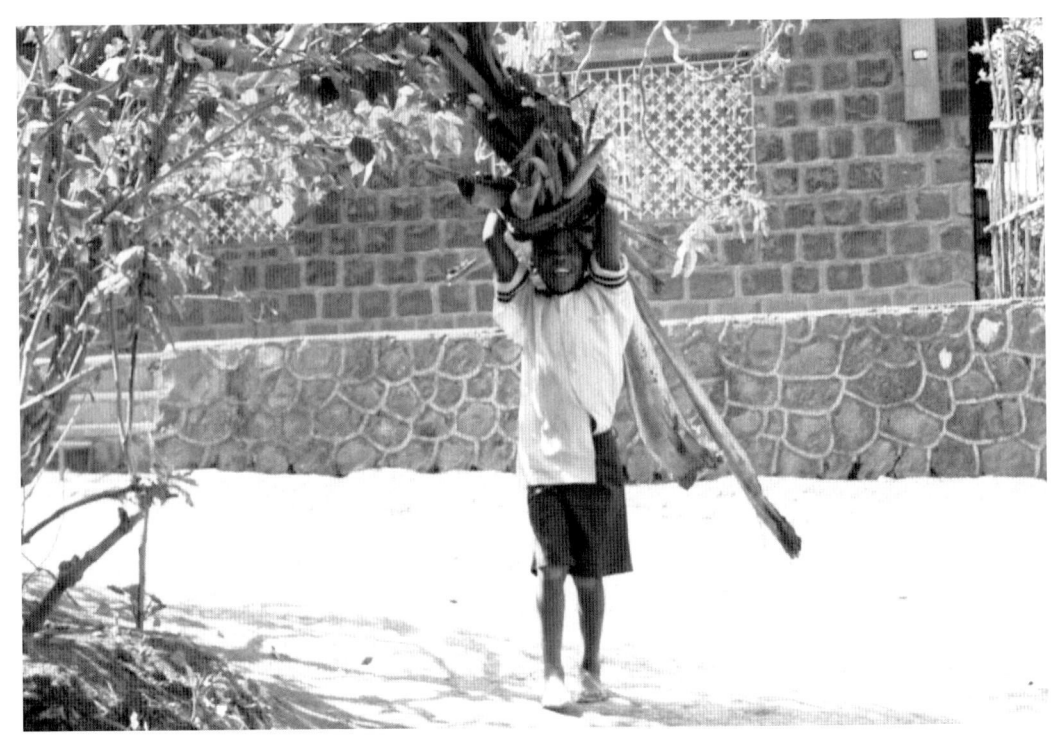

Abb. 14.2 Frühe Hilfe im Haushalt: Feuerholz muss täglich gesammelt werden (Foto: Markus Lamm)

Kinder unterstützen die Familienökonomie

Eimer, weitere Wege zur Erfüllung der Pflichten (◘ Abb. 14.1 und Abb. 14.2).

Kinder wie Erwachsene, allerdings in der Regel Frauen, tragen Lasten bevorzugt auf dem Kopf, wozu natürlich eine gute motorische Koordination und Kontrolle notwendig ist und was eine sehr gute Körperhaltung impliziert – und worauf das frühe motorische Training vorbereitet. Krumme Rücken sind hier selten!

Kinder tragen auch sehr früh dazu bei, die Familienökonomie zu unterstützen, indem sie von der Mutter oder anderen älteren Frauen des Haushalts früh morgens angefertigtes Gebäck verkaufen. Auch hier transportieren sie die Behälter auf dem Kopf. Natürlich müssen sie auch in der Lage sein, bestimmte Rechenoperationen durchzuführen. Dies ist ein interessantes Forschungsgebiet in der kulturvergleichenden Entwicklungspsychologie: die mathematischen Kompetenzen von Kindern in alltäglichen Lebenszusammenhängen, die nicht zur Schule gehen. Berühmt geworden sind die Rechenkünste brasilianischer Straßenkinder (Nunes et al. 1993). Sie laufen durch die Straßencafés der großen Städte und legen jeweils eine Erdnuss auf den Tisch vor die dort sitzenden Touristen. Damit hoffen sie, den Appetit angeregt zu haben und in der

Kulturspezifische Entwicklungspfade

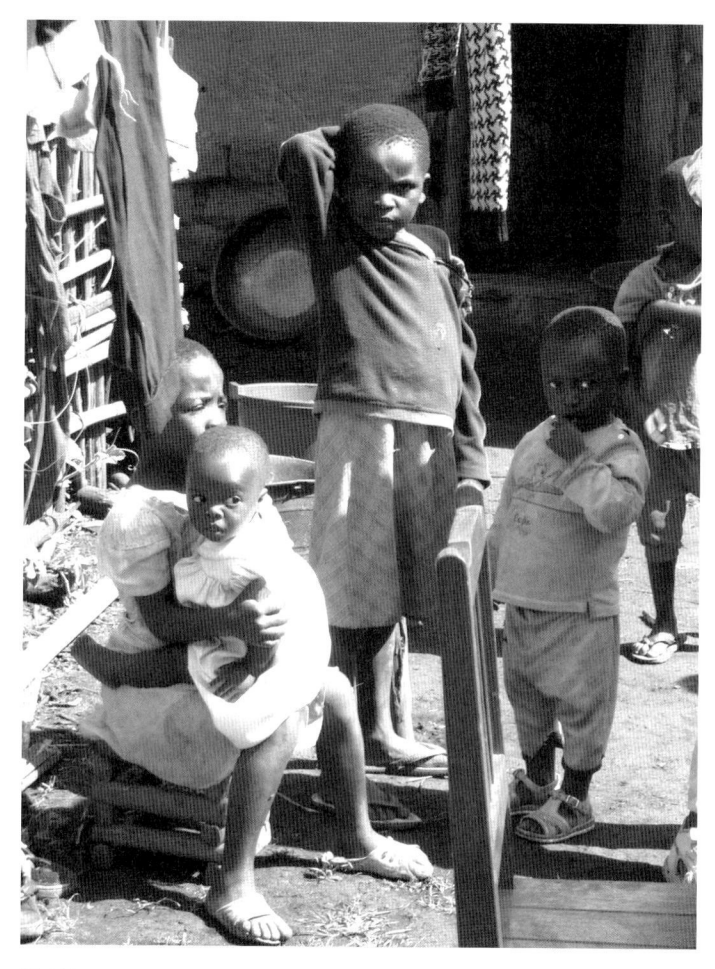

Abb. 14.3 Geschwister als Versorger von Geschwistern (Foto: Hiltrud Otto)

zweiten Runde dann Erdnüsse verkaufen zu können. Sie kalkulieren fehlerlos die entsprechend gewünschte Anzahl, ohne über die mathematischen Operationen wie Addition oder Subtraktion und Multiplikation zu verfügen. Auch die Nso-Kinder verfügen über solche lebenspraktischen und lebensnotwendigen Strategien. Transferleistungen in den Schulalltag hängen damit jedoch nicht zusammen, d. h., Kinder, die solche Rechenoperationen im Alltag problemlos bewältigen, lernen nicht besser rechnen in der Schule als Kinder, die keine solchen Erfahrungen aufweisen! Diese ökonomischen Tätigkeiten werden etwa ab dem Alter von fünf Jahren ausgeübt.

Ein weiterer Verhaltensbereich der kindlichen Verantwortlichkeiten ist die Versorgung jüngerer Geschwister, die durch die Gegend getragen und entsprechend auch betreut werden (◻ Abb. 14.3).

Bei den Nso sind die älteren Kinder, seien es Geschwister, Tanten oder andere Verwandte, die Hauptbezugspersonen, wie wir weiter vorne gesehen haben. Entsprechend lernen die kleineren Kinder auch sehr viel von den größeren. Die Kinder werden für die Erfüllung ihrer Pflichten und Aufgaben nicht gelobt – die Grundzüge der frühen Sozialisationsstrategien im Umgang mit den Säuglingen werden kontinuierlich weitergeführt. Wenn etwas nicht ganz richtig in den Augen der Mutter oder der älteren Geschwister ist, wird laut und vernehmlich getadelt, so dass auch alle anderen darüber informiert sind. Wie wir weiter vorne gesehen haben, erwarten die Nso das Auftreten von Scham und Schuld deutlich früher als die deutschen Mittelschichtmütter, nämlich schon um das zweite Lebensjahr herum.

Verschiedene Sichtweisen auf kindliche Kompetenzen

Es muss immer darauf hingewiesen werden, dass die Nso einen kulturellen Prototypen darstellen und wir die entsprechenden Strategien in vielen anderen ähnlichen Kontexten auch finden. So hat z. B. die US amerikanische Psychologin Peggy Miller mit Mitarbeiterinnen untersucht, wie US-amerikanische und chinesische Mütter über Verfehlungen und Fehlverhalten ihrer kleinen Kinder sprechen (Miller et al. 1997). Während die US-amerikanischen Mütter mit einer fremden Versuchleiterin darüber nicht gerne sprachen und stattdessen die positiven Seiten des Kindes hervorhoben, sind die chinesischen Mütter praktisch »mit der Tür ins Haus gefallen«. Sie erzählten der fremden Besucherin sofort und unaufgefordert, welche schlechten Verhaltensweisen das Kind kürzlich gezeigt hat!

Der folgende Interviewausschnitt mit einer Nso-Bäuerin aus Nordwestkamerun fasst die Erziehungsziele in ihrer Beziehung zum Kontext noch einmal zusammen (I = Interviewer, M = Mutter):

◆I: Ist es gut für ein dreijähriges Kind, unabhängig zu sein?
▶M: Nur an sich selbst zu denken?
◆I: Ja
▶M: Nein, das ist überhaupt nicht gut! Wenn sie das tut, dann ist das schon eine sehr schlechte Angewohnheit. Ja, eine schlechte Angewohnheit. Sie sollte nicht sagen, meine Sache, sie sollte sagen, unsere Sache, unser Topf, unsere Töpfe. Wenn sie anfängt »mein Topf« zu sagen, ist das schlechtes Benehmen.

…

◆I: Soll man den Willen eines Dreijährigen respektieren?
▶M: Nein! Wenn man das zulässt, lässt man zu, dass sich das Kind lächerlich macht. Dann wächst es mit dem falschen Verhal-

Kulturspezifische Entwicklungspfade

ten. Wenn ich diesen Schuh nehme und sage »meine Schuhe«, und ich weiß, dass auch meine Kinder die Schuhe tragen können, und wenn sie sie dann nehmen und ich werde ärgerlich, das ist nicht nett. Wir können alle die Schuhe benutzen.

Diese Haltung zu persönlichem Besitz steht in starkem Kontrast zu dem Verhalten in einer deutschen Mittelschichtfamilie, wo Kinder sehr früh lernen »mein und dein« zu unterscheiden und zu respektieren.

Die Hilfe von Kindern, ja, die Kinderarbeit, wird aus der Perspektive des kulturellen Modells der psychologischen Autonomie sehr kritisch beurteilt, sogar verurteilt. Eine differenzierte Sicht scheint hier jedoch angemessen. Unsere Kollegen und Kolleginnen aus der Mehrheitswelt definieren Kinderarbeit anders als wir: Kinderarbeit, die abzulehnen und zu bekämpfen ist, ist es dann, wenn die Arbeit nicht dem Unterhalt der Familie dient und von der Familie vergeben und kontrolliert wird. Natürlich kann die Arbeit kleiner Hände in Webereien und anderen Unternehmen nicht toleriert werden. Kinder, die jedoch im Familienkreis ihre Aufgaben erfüllen und die Familie unterstützen, erleben dies als wichtig für ihre Identität und ihr Selbstwertgefühl.

In jedem Fall ist Entwicklung ein kontinuierlicher Prozess in einer Umwelt, die gleichsinnige, an übergreifenden Sozialisationszielen ausgerichtete, jedoch entwicklungsabhängig variierende Szenarien bereitstellt. Im Fall der Nso ist das ziemlich offensichtlich. Ist das auch so in den deutschen Mittelschichtfamilien? Damit werden wir uns im Folgenden beschäftigen.

Die frühe motorische Entwicklung in dem Sinne, dass selbstständig Handlungskompetenz in den ersten drei Lebensjahren ausgeübt werden kann, spielt für die Sozialisation zu psychologischer Autonomie, wenn überhaupt, dann nur eine marginale Rolle. Hier geht es nicht um die Ausbildung früher Handlungskompetenz, sondern um die Entwicklung eines frühen psychologischen Selbstkonzeptes. Westliche Kinder aus der Mittelschicht entwickeln früh ein kategoriales Selbst, das heißt, sie können sich als unabhängig von der Umwelt erleben, wie man dies im sogenannten Spiegel-Erkennungstest feststellen kann. Hier werden die Kinder mit einem ungewöhnlichen Marker, zum Beispiel einem roten Farbfleck, im Gesicht markiert (deshalb spricht man auch häufig vom Rouge-Test). Alle Verhaltensweisen, die das Kind in Bezug auf genau die markierte Stelle macht – z. B. mit dem Finger genau draufzeigen oder, falls es schon in der Lage ist, eine entsprechende Bemerkung zu machen –, werden als Selbsterkennen gedeutet. Westliche Kinder der Mittelschicht entwickeln diese Fähigkeit früher als Nso-Bauernkinder: 75 % der 19 Monate al-

Verschiedene Sichten auf Kinderarbeit

ten Berliner Kinder in unserer Untersuchung erkannten sich im Spiegel, im Vergleich zu 15 % von 19-monatigen der Nso (Keller et al. 2005). Dieses Ergebnis ist darin begründet, dass – wie oben argumentiert wurde – nicht das separate, abgegrenzte Selbst ein Entwicklungsziel ist, sondern das symbiotische Selbst im sozialen System. Für die westlichen Mittelschichteltern ist die Ausbildung analytischer, kognitiver Fähigkeiten bedeutsam. Von klein an wird mit Hilfe von Bauklötzen und Bilderbüchern die analytische Formwahrnehmung trainiert, das Klassifizieren, Sortieren und Ordnen ist ein in vielen Spielzeugen eingebautes Prinzip, gekoppelt mit bunten Farben, um die Sinne anzuregen. Ein weiterer wichtiger Bereich ist die sprachliche Elaboriertheit, d. h. ein differenzierter, detailreicher und punktgenauer Sprachgebrauch. Säuglinge werden von Anfang an in intensive verbale Interaktionen eingebunden und in der Ausbildung eines frühen und umfangreichen Sprachvolumens unterstützt. Der sprachliche Ausdruck eigener Wünsche und Bedürfnisse wird gegenüber nicht-sprachlichen, gestischen Ausdrucksmitteln klar bevorzugt. Kinder werden dazu angehalten, sich sprachlich auszudrücken, während im Kontext der Nso-Bauern vieles an Kommunikation nicht-verbal abläuft und zu viele sprachliche Äußerungen der Kinder als unangebracht gelten. Entsprechend sind auch Lernprozesse bei den Nso eher durch Beobachtung und Imitation gekennzeichnet, während sie bei uns durch sprachliche Frage-und-Antwort-Formate charakterisiert werden. Die unterschiedlichen Sprachstile sind evident in Unterhaltungen, in die die Kinder einbezogen werden und die wir uns in Kapitel 15 etwas genauer ansehen.

Das sprachliche Universum: Autonomie oder Didaktik?

Die Diskurs- und Konversationsstrukturen, die schon bei wenige Monate alten Babys sichtbar werden, werden fortgeführt und im Umgang mit dem sprechenden Kind stabilisiert. Im Rahmen unseres Forschungsprogramms haben wir Gespräche zwischen Müttern und ihren drei und vier Jahre alten Kindern über vergangene Ereignisse aufgenommen und analysiert. Auch hier wird wieder nach der Struktur, dem »wie wird gesprochen«, und dem Inhalt, dem »was«, d. h. worüber wird gesprochen, geschaut.

Mütter elaborieren kindliche Erinnerungen

Der folgende Ausschnitt eines Transkriptes gibt eine solche Unterhaltung zwischen einer Berliner Mittelschichtmutter (M) und deren dreijährigem Kind (K) wieder:

▶M: Erinnerst Du Dich als wir zum See gegangen sind?
●K: Ja. Hab ich Enten gesehen.
▶M: Enten hast du gesehen? Stimmt. Da war auch ein Schwan, stimmt's? Wer war mit uns am See?
●K: Oma.
▶M: Und wer noch?
●K: Lena.
▶M: Nö, die war nicht dabei. Paul war dabei. Weißte noch?
●K: Paul.
▶M: Und wir haben auch einen Schwan gesehen, ne?
●K: Und Enten gesehen.
▶M: Ja. Erzähl mal noch mehr.
●K: Weiß nich.
▶M: Kannst du dich an nichts mehr erinnern?
●K: Ich will jetzt mit Astrid spielen.
▶M: Gleich sind wir fertig. Setz dich hin. Möchtest du gerne noch mal zu dem See?
●K: Ja.

Die meisten Sprachanteile der Mutter sind in Frageform gekleidet. Die Mutter elaboriert (Erinnerst Du Dich, als wir zum See gegangen sind? Da war auch ein Schwan, stimmt's? Wer war mit uns am See?). Die Mutter gibt dem Kind kurze Erinnerungsaufforderungen (Weißte noch? Erzähl mal noch mehr). Und die Mutter evaluiert, indem sie bestätigt und ablehnt (Stimmt; nö, die war nicht dabei; ja). Die Mutter spricht auch über zukünftige Ereignisse (Möchtest Du gerne noch mal zu dem See?). Es gibt nur eine Wiederholung (Und wir haben auch einen Schwan gesehen, ne?). Mit diesem Konversationsstil möchte die Mutter ihr Kind dazu animieren, eigenständig an der Erinnerung zu arbeiten und möglichst viele eigenständige Informationen zum Gespräch beizutragen. Interessant ist nun, dass das Kind ebenfalls diesen Sprachstil verwendet, sozusagen das kulturelle Muster seiner Sprachumwelt aufgenommen hat. Das Kind elaboriert (Hab ich Enten gesehen;

Oma; Lena). Das Kind evaluiert bestätigend (ja) und äußert auch eine Wiederholung (Und Enten gesehen). Inhaltlich geht es um individuelle Aktionen, Fähigkeiten, Präferenzen, Kognition, Emotion und Absicht, also um individuelle psychologische Autonomie; der nicht soziale Kontext nimmt mehr Raum ein als der Bezug zu den Personen, die an dem Ausflug beteiligt waren.

Die Mutter benutzt eine Sprache, die das Kind als unabhängiges Handlungszentrum charakterisiert (Enten hast Du gesehen, möchtest Du gerne noch mal zu dem See?). In solchen Unterhaltungen konstruiert das Kind weiter an seinem Selbst, es kleidet seine Vorstellungen von sich in eine erzählende, narrative Form. Insgesamt ist hier das gleiche Muster, wie es bereits im Säuglingsalter bestand, vorzufinden.

Das folgende Beispiel entstammt einer ähnlichen Situation zwischen einer Nso-Bäuerin (M) und ihrem dreijährigen Kind (K):

▶**M:** Taah wir gingen zu Sans Haus und Sans Mutter gab uns Reis und dann haben wir gegessen?
●**K:** Ja.
▶**M:** Mit Fleisch drin.
●**K:** Ja.
▶**M:** Mit Fleisch drin?
●**K:** Ja.
▶**M:** Wir gingen zu Rows Haus.
●**K:** Ja.
▶**M:** Und Rows Mutter gab uns Mais Foufou und dann haben wir gegessen. Und Huckleberrys (ein bestimmtes Gemüse).
●**K:** Ja.
▶**M:** Wir gingen zu Sans Haus und Sans Mutter gab uns Reis.
●**K:** Ja.
▶**M:** Und Fleisch.
●**K:** Ja.
▶**M:** Und wir haben gegessen.
●**K:** Ja.
▶**M:** Wir gingen zu Rows Haus und Rows Mutter gab uns Mais Foufou und Soße und dann haben wir gegessen.
●**K:** Ja.
▶**M:** Hast du verstanden?
●**K:** Ja.

Hier zeigt sich deutlich, dass die Sprache erneut sehr viel »skeletthafter« ist. Die Mutter beginnt mit Elaborationen (Wir gingen zu Sans Haus; und Sans Mutter gab uns Reis; und dann haben wir gegessen; mit Fleisch drin; wir gingen zu Rows Haus), quasi um den Rahmen des Gesprächs festzulegen. Diese einleitenden

Mütter strukturieren das Gespräch

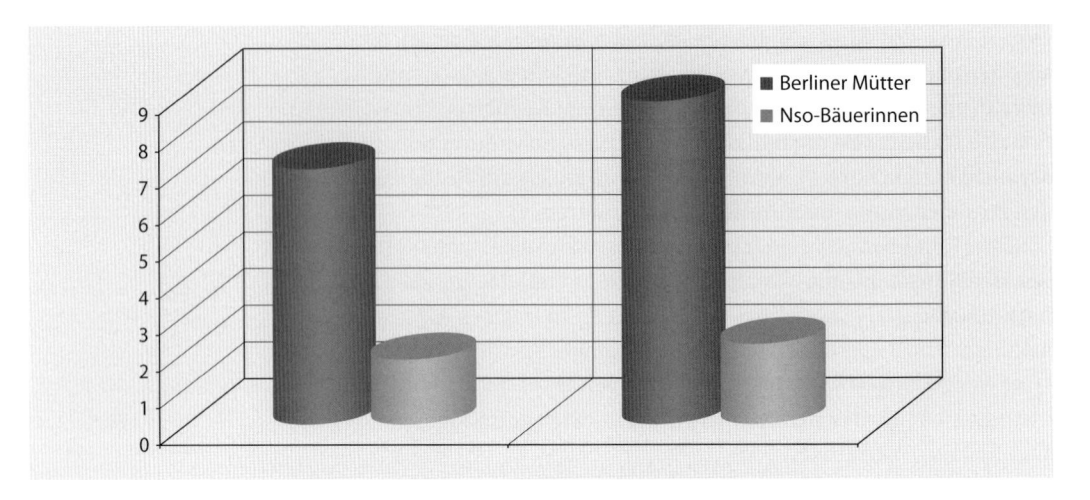

Abb. 15.1 Index aus Elaboration/Wiederholung mit drei- und vierjährigen Kindern

Kontinuität der Sprachumwelt

Sprachanteile werden dann im Verlauf der Unterhaltung mehrfach wiederholt. Evaluationen kommen nicht vor. Die Sprachanteile des Kindes beschränken sich ausschließlich auf ein bestätigendes »Ja« zu allen Äußerungen der Mutter. Inhaltlich überwiegen die Bezüge zu sozialen Situationen. Äußerungen, die das Kind als Handlungszentrum apostrophieren, werden nicht gemacht.

Bildet man einen Index aus dem Verhältnis von Elaborationen zu Wiederholungen im mütterlichen Konversationsstil, so findet man die folgende Verteilung (◘ Abb. 15.1).

Links sind die Werte für die Unterhaltungen mit dem dreijährigen, rechts mit dem vierjährigen Kind abgebildet. Ein Wert über 1 bedeutet Überwiegen der Elaborationen. Die hoch signifikanten Unterschiede zwischen den Berliner und den Nso-Frauen zeigen, dass Elaborationen einen ungleich höheren Stellenwert in den Berliner Konversationen haben. Es zeigt sich zudem, dass in beiden Gruppen die Elaborationen mit dem älteren Kind deutlich mehr werden. Es zeigen sich die gleichen Verhältnisse, wenn man sich nun das Sprachverhalten der Kinder betrachtet. Die Berliner Kinder äußern signifikant mehr Elaborationen zu beiden Zeitpunkten als die Nso-Bauernkinder.

Die Sprachumwelt bleibt also konsistent – durch gleichlautende Botschaften konstruieren und ko-konstruieren Kinder ihr Selbst, um für die Anforderungen der Umwelt gewappnet zu sein. Das deutsche Mittelschichtkind muss sich in erster Linie sprachlich verständlich machen, seine Wünsche und Bedürfnisse ausdrücken und mit anderen sprachlich verhandeln. Das Nso-Bauernkind muss in erster Linie verantwortlich handeln können und reguliert sein Verhalten weitgehend nonverbal. Es ist wichtig, noch einmal festzustellen, dass nicht eine Strategie besser, moderner, entwicklungsfördernder ist – beides sind sinnvolle Anpassungsstrategien an sehr verschiedene Umwelten. Das laut lamentierende und seine individuellen Bedürfnisse aktiv äußernde Kind hätte keine Chance, in einem Nso-Dorf akzeptiert zu werden – hat ein Kind, das ein hierarchisch relationales Selbst erworben hat, eine Chance in unserer Welt? Darauf kommen wir im Teil IV dieses Buches zurück.

Die ersten Bilder von sich selbst: Kinder zeichnen sich und ihre Familien

Menschzeichnungen als kulturelle Produkte

Kinder malen gerne – zumindest viele Kinder – und das unabhängig von der Übung und der Verfügbarkeit von Papier und Stiften. Seit vielen Jahrzehnten beschäftigen sich verschiedene Fachleute mit Kinderzeichnungen unter künstlerischen Aspekten, als Mittel der Kunsterziehung, als Ausdruck von Kreativität und deren Förderung. Kinderzeichnungen haben aber auch Psychologen als diagnostisches Instrument interessiert. Insbesondere die Menschzeichnung weckte das wissenschaftliche Interesse der Diagnostiker. Mit dem sogenannten »Zeichne-einen-Menschen-Test«, den es in verschiedenen Versionen gibt, glaubte man ein verlässliches Instrument zu haben, das in seiner Detailgenauigkeit die kognitive Entwicklung widerspiegelt und damit als ein kulturfreies Maß der Intelligenz gelten könne. Kulturfreiheit oder kulturelle Fairness schloss man aus der Tatsache, dass dieses Verfahren, außer der Anweisung, ohne Sprache auskommt. Und Sprache ist natürlich, wie wir gesehen haben, kulturell gesättigt und kodiert kulturelles Wissen. Kinder wurden also aufgefordert, einen Menschen zu zeichnen, an dem dann ein Kennwert gebildet wurde aus der Menge vorhandener Merkmale, Beine, Finger, Nase, Mund, Bauchnabel usw. Es haben sich aber beide Annahmen als nicht richtig erwiesen. Zeichnungen sind nicht (nur) Abbilder der kognitiven Entwicklung und Sprachfreiheit bedeutet nicht kulturelle Fairness. Wie wir weiter vorn schon gesehen haben, argumentiert die UCLA Psychologin Patricia Greenfield, dass sprachfreie Intelligenztests besonders kulturell gesättigt sind, da sie meist auf Symbolen basieren, die natürlich kulturell mehr oder weniger vertraut sind.

Inzwischen ist unbestritten, dass Kinder keine 1:1-Abbilder der Realität zeichnen, und deshalb Menschzeichnungen nicht als Maß der kognitiven Differenziertheit geeignet sind. Kinder malen und zeichnen ihre subjektive Welt, ihre individuellen Sichtweisen, natürlich in Abhängigkeit von ihren zeichnerischen Fähigkeiten. Diese zeichnerischen Fähigkeiten drücken sich in einer Abfolge von Stadien des Zeichnens aus – erneut unabhängig von der Übung und der Verfügbarkeit von Materialien zum Zeichnen. Diese Abfolge ist erstaunlicherweise kulturunabhängig und die Stadien treten zudem noch im ungefähr gleichen Altersabschnitt auf bei Kindern aus den unterschiedlichsten kulturellen Kontexten. Zunächst kritzeln Kinder. Sie produzieren sichtbare Spuren ihrer Tätigkeit – auf Papier, im Sand, im Matsch, wo immer sich eine Möglichkeit bietet, Spuren zu hinterlassen. Ein kamerunisches (links, 53 Monate) und ein deutsches (rechts, 49 Monate) Kind malen jeweils sich selbst und ihre Familie (◘ Abb. 16.1).

Die nächste Stufe der zeichnerischen Selbstdarstellung ist der Kopffüßler. Der Kopffüßler besteht aus einem Kopf mit Beinen –

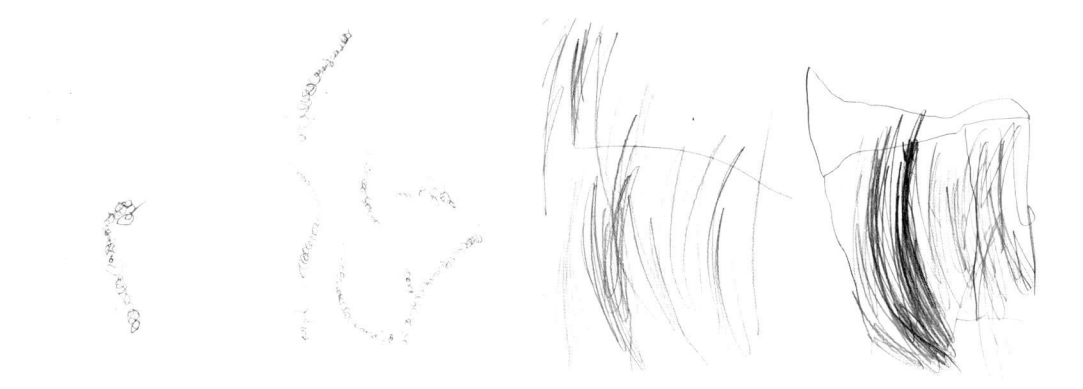

Abb. 16.1 Kritzelzeichnungen von Nso- (links) und deutschen (rechts) Kindern

aber auch das ist natürlich schon eine Interpretation – es könnte sich ja auch um eine Sonne mit Strahlen handeln, wie Norbert Bischof (1996) vermutet oder um Zieh-Linien, mit denen das Kind z. B. die Mutter mit beiden Händen zu sich heranzieht (Schrader 2003). In jedem Fall zeichnen Kinder ganz unterschiedlicher kultureller Kontexte solche Figuren. In Abbildung 16.2 (**Abb. 16.2**) sind Kopffüßler von Nso-Bauernkindern (links, 53 Monate) und deutschen Mittelschichtkindern (rechts, 49 Monate) abgebildet, die das Kind selbst und seine Familie darstellen.

Danach gibt es unterschiedliche Übergangsformen bis zur sogenannten realistischen Selbstdarstellung. In Abbildung 16.3 (**Abb. 16.3**) haben ein Nso-Kind (links, 44 Monate) und ein deutsches Kind (rechts, 52 Monate) ihre Familien dargestellt.

Sucht man nach Variablen, die kulturelle Variationen aufweisen sollten, kommt man relativ schnell auf die Größe, das heißt der Raum, den ein Kind in einer Zeichnung für sich selbst einnimmt. Aus konzeptionellen Überlegungen heraus sollte der beanspruchte Raum ein Spiegel des Selbstkonzeptes ein – wie sehr breite ich mich in meiner Befindlichkeit und meinen Bedürfnissen aus. In der Tat gibt es einige Hinweise darauf, dass kulturelle Größenunterschiede in Kinderzeichnungen bestehen, die mit den Vorstellungen unterschiedlicher Selbstkonzepte korrespondieren. Die wenigen vorliegenden Untersuchungen erbringen ähnliche Befunde, obwohl sie in ganz unterschiedlichen wissenschaftlichen Traditionen entstanden sind.

So gibt es eine ältere Untersuchung der Schweizer Entwicklungspsychologin Gertrud Meili Dworetzki (1981), die die Zeichnungen von 4- bis 5-jährigen schweizerischen und türkischen Kindern analysierte. Die türkischen Kinder malten sich selbst etwa 25 Prozent kleiner als die schweizerischen Kinder dies taten. Die türkischen Kinder stammten aus Istanbul, gehörten allerdings

Größenunterschiede in kindlichen Zeichnungen

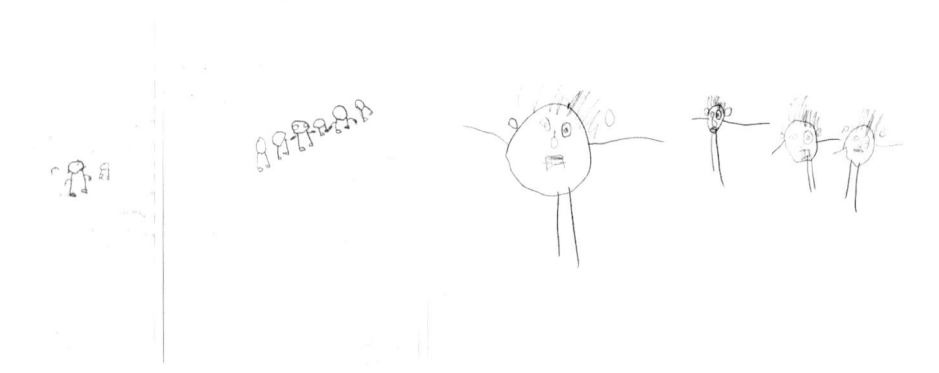

● Abb. 16.2 Nso- (links) und deutsche (rechts) Kopffüßler

»unterschiedlichen sozialen Milieus« an. Leider haben wir nicht mehr Informationen, was darunter zu verstehen ist, und auch keine Informationen über »Milieuunterschiede« innerhalb der Gruppe der Schweizer Kinder. Wie wir vorne argumentiert haben, ist es nicht sinnvoll, Ländervergleiche vorzunehmen, wenngleich wir hier annehmen können, dass sich die Familien der Kinder hinsichtlich der formalen Bildung unterscheiden und die zeichnerischen Größenunterschiede daher mit den unterschiedlichen Orientierungen der Autonomie und Verbundenheit in Zusammenhang zu bringen sind.

In einer eigenen Untersuchung sind wir dieser Frage systematisch nachgegangen (Rübeling et al. im Druck). Wir wählten wieder deutsche Mittelschicht- und kamerunische Nso-Bauernkinder, von denen wir wissen, dass ihre Familien die beiden kulturellen Selbstkonzeptionen prototypisch vertreten. Wir haben also Kindergartenkinder aus Osnabrück und Kumbo/Kamerun sich selbst und ihre Familien zeichnen lassen und dabei auch die zeichnerischen Fähigkeiten untersucht. Die Ergebnisse bestätigten eindrucksvoll unsere Annahmen: Kamerunische Kinder malen sich selbst alleine – wie auch im Kontext der Familie – viel kleiner als dies die deutschen Kinder tun. Kamerunische Kinder malen sich im Durchschnitt mit einer Höhe von den Füßen bis zur Kopfkontur in 75 Millimetern, während deutsche Kinder dafür 138 mm benutzen. Diese Unterschiede sind ähnlich, unabhängig, ob sich das Kind alleine malt oder im Kontext der Familie, und auch davon, ob es noch im Stadium der Kopffüßler oder der »realistischen« Selbstdarstellung ist.

Interessant war auch, dass viele der Nso-Kinder keine Gesichtsmerkmale (also Nase, Mund, Augen) ausführten, deutsche Kinder dagegen sehr ausgeprägte, meist positive Mimiken darstel-

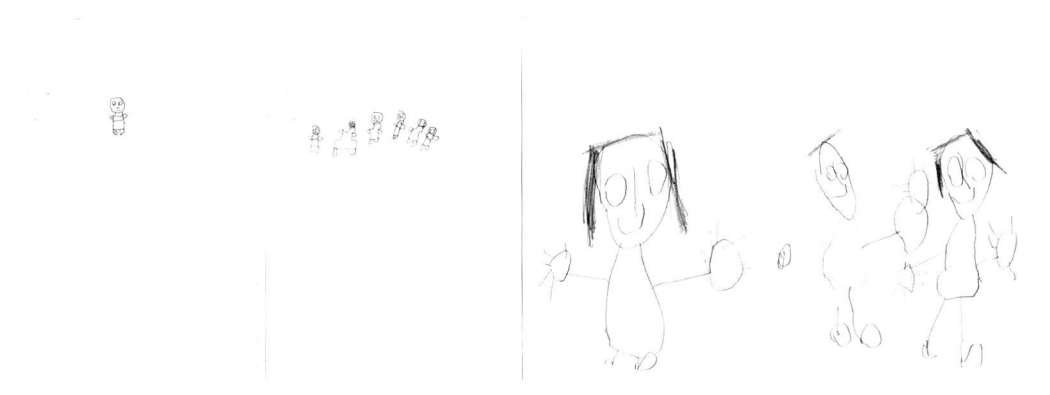

Abb. 16.3 Realistische Menschzeichnungen von Nso- (links) und deutschen (rechts) Kindern

len. Auch dies kann in Zusammenhang mit den unterschiedlichen Selbstkonzepten gebracht werden: Unabhängigkeit und Individualität sind mit emotionaler Ausdrucksfähigkeit untrennbar verbunden. Positiver Ausdruck spielt dabei eine besondere Rolle: Kinder werden von klein auf ermutigt zu lächeln, positive Stimmung und Freude zu zeigen. So möchten wir auch dargestellt und gesehen werden, denken wir nur einmal an Familienfotos. Teil des interdependenten Selbstkonzeptes hingegen ist emotionale Kontrolle: Kinder werden von klein auf dazu angehalten, Emotionen nicht zu äußern, bis ein neutraler, emotionsloser Ausdruck Teil der sozialen Regulation und des Selbst wird. Diese unterschiedlichen Haltungen haben wir bereits in unterschiedlichen Zusammenhängen beschrieben. Und genau dies spiegelt sich dann auch entsprechend in den Kinderzeichnungen. Das erste Produkt, das Kinder von sich selbst herstellen, ist also ebenso ein Ausdruck der kulturellen Entwicklungsgeschichte wie alle anderen Entwicklungsergebnisse auch. Auch hier ist es wichtig, mit Interpretationen vorsichtig zu sein. Das Kind, das sich klein malt, hat nicht zwangsläufig ein Problem, und das Kind, das sich an den Rand des Blattes malt, ist nicht zwangsläufig sozial isoliert. Beide Darstellungsmuster sind ganz grundlegende Formen des Seins, die in sehr unterschiedlichen Wertesystemen verankert sind. Auch das ist relevant für die erzieherische Praxis in multikulturellen Gesellschaften.

Erziehung, Bildung und Beratung

Kapitel 17 Normalität und Realität – die Bedeutung der kulturellen Natur – 133

Kapitel 18 Die Welt der Orientierungspläne und pädagogischen Leitlinien – 139

Kapitel 19 Autonome Verbundenheit: eine tragfähige Vision? – 151

Normalität und Realität – die Bedeutung der kulturellen Natur

Menschen fühlen sich dort zuhause, wo ihre individuellen und familiären Vorstellungen mit der Lebenswirklichkeit übereinstimmen. Wie wir gesehen haben, trifft das in Deutschland in erster Linie auf die gesellschaftliche Mittelschicht zu. Deutschland soll aber auch Heimat für andere Bevölkerungsgruppen sein, für Menschen, die weniger formale Bildung besitzen, und Familien, in denen weniger gute ökonomische Bedingungen den Alltag prägen. Deutschland wird zunehmend auch als Einwanderungsland und als multikulturelle Gesellschaft charakterisiert. In Deutschland sind ca. 19 % der Einwohner Menschen mit Migrationshintergrund, und fast 34 % der unter 5-Jährigen haben einen Migrationshintergrund – Tendenz steigend! Wie heimisch fühlen sich Menschen hier, die z. T. völlig andere kulturelle Werte und Normen im Gepäck hatten, als sie nach Deutschland kamen?

Migration und Akkulturation

Zunächst muss jedoch noch deutlich darauf hingewiesen werden, dass wir Migranten nicht über einen Kamm scheren wollen und können. Migranten sind keine homogene Gruppe von Menschen, sondern repräsentieren eine höchst heterogene Mischung verschiedener Einwanderungsmotive, legaler Situationen, Herkunftskulturen, Sprachen, Migrations- und Akkulturationsgeschichten, Religionen und natürlich Niveaus formaler Bildung. Wir betrachten hier die Gruppe von Migranten, die in traditionellen dörflichen Gemeinschaften nicht-westlicher Gesellschaften mit einem relationalen Lebensstil mindestens die ersten 5 bis 10 Lebensjahre verbracht haben, also die Zeit, in der die Grundlagen der kulturellen Identität gelegt werden. Diese Herkunftskonstellation macht allerdings einen Großteil der einwandernden Familien aus.

Menschen mit einem niedrigen formalen Bildungsniveau, seien es nun Deutsche oder eingewanderte Bürger, bringen sehr wahrscheinlich ein hierarchisch relationales Selbstbild mit, ganz ähnlich dem Prototypus, den wir für die Nso-Bauern beschrieben haben. Natürlich gibt es vielfältige Variationen, dennoch auch große Übereinstimmungen in den grundlegenden Werten des sozialen Miteinanders, Respekt vor Älteren, Gehorsam, Pflichterfüllung, Bescheidenheit, im Hintergrund bleiben, nur reden, wenn man gefragt wird usw. – also das soziale Muster, das wir für die Nso beschrieben haben. Familien aus asiatischen, afrikanischen, aber auch den anatolischen Dörfern wandern häufig in europäische Länder inklusive Deutschland aus, damit ihre Kinder eine bessere Ausbildung erhalten und damit bessere Lebenschancen realisieren können. Sie stellen dann jedoch schnell fest, dass die öffentlich gelebten Werte und Normen in substanzieller Opposition zu den eigenen Vorstellungen stehen. Kinder sind laut und ungehorsam, widersprechen den Eltern, drücken ihrer Umwelt ihren Willen auf. Sie schreien auf dem Spielplatz und im Supermarkt. Sie sind unhöflich und zollen älteren Menschen nicht den notwendigen Respekt.

Die Migration nach Deutschland befördert diese Familien unvorbereitet in eine öffentliche Welt, die eine forcierte Betonung von Autonomie als gesellschaftliches und politisches Programm vertritt. Das einzigartige und selbstbestimmte Individuum ist die soziale Norm beim Kinderarzt ebenso wie in der Kita und der Schule. Diese unaufgelöste, von beiden Seiten nicht verstandene Konfrontation ist in hohem Maße konfliktbeladen – dieses umso mehr, als die normativen Standards des einen kulturellen Modells pathologische Varianten des anderen darstellen können. So ist z. B. die emotionale Einheit der Mutter-Kind-Symbiose im Säuglingsalter eine moralische Verpflichtung im relationalen kulturellen Milieu: Viel und enger Körperkontakt am Tage durch Tragen und in der Nacht durch Teilen des gleichen Bettes definieren einen Kontext emotionaler Wärme, in dem Ich-Andere-Grenzen schwimmend sind – und sein sollen. Durch antizipatorische Bedürfnisbefriedigung, etwa beim Stillen, wenn die Mutter das Baby bereits anlegt, bevor es seinen Hunger deutlich zum Ausdruck bringt, und synchrone Verhaltensäußerungen, z. B. beim Verbalisieren/Vokalisieren, wird die psychologische Trennung zwischen Mutter und Kind herausgeschoben, wie wir oben gezeigt haben. Genau diese Bedingung gilt aber in der westlichen Großstadtgesellschaft als pathologische Lage, die dringendes familientherapeutisches und beratendes Eingreifen erfordert. Aus dieser Sicht »benutzt« die psychisch unvollständige Mutter das wehrlose Baby zu ihrer eigenen Bedürfnisbefriedigung. Das kulturelle Ideal wird pathologisiert.

Oder das Beispiel der »kommunikativen Triangulation«. Das hierarchische System der Verbundenheit erwartet von der Mutter kontrollierende Steuerung der kindlichen Aktivitäten, die sich etwa in der folgenden Äußerung einer indischen Mutter finden lässt: »Ich lasse ihn jedes Wochenende seine Großeltern besuchen«. Auch hier würde der westliche Familientherapeut Verletzung der Autonomie und Selbstbestimmung des Kindes sehen, die letztendlich für seine Ich-Entwicklung schädlich sein könnten. Im relationalen Modell ist dies jedoch ein Beispiel guter mütterlicher Fürsorge. Die Mutter entscheidet für ihr Kind im Rahmen der Erwartungen, die das Kind erfüllen soll. Und natürlich gehören regelmäßige Besuche von Familienangehörigen, die nicht im selben Haushalt wohnen, zu den selbstverständlichen sozialen Verpflichtungen.

Unterschiedliche Sichten auf Selbstständigkeit

Oder das Beispiel der motorischen Stimulation. Viele türkische Familien trainieren das Laufen ihrer Babys mit Gehhilfen, deren wörtliche Übersetzung aus dem Türkischen »Spinnenwagen« bedeutet, da sie zuweilen auf so vielen Rädern stehen, wie Spinnen Beine haben. Auf YouTube kann man viele Beispiele türkischer Familien finden, die ihre Kinder in diesen Wagen gefilmt und ins Internet gestellt haben. Diese Bilder sind auch noch unter einem anderen Aspekt interessant. Die bunten Plastikgeräte sind vielfach mit Spielzeugen garniert, die das Kind auf einem an dem Wagen befestigten Tischchen vor sich herschiebt und bedienen kann. Das Holzgerät der Nso ist die puristische Variante, die nur dem Laufenlernen dient. Die türkischen Plastikgeräte verbinden die motorische Stimulation mit dem System der Objektstimulation, stellen also eine interessante Verbindung der Förderung verschiedener Konzepte von Autonomie dar.

Alltagsfertigkeiten

Frühes selbstständiges Essen ist dagegen eine Alltagsfertigkeit, die vielen deutschen Mittelschichtfamilien wichtig ist. Selbstständig mit einem Löffel ohne zu kleckern zu essen, ist Teil von Entwicklungsstandserhebungen. Selbstständig essen ist aber für viele relational organisierte Familien überhaupt kein Entwicklungsziel. Gerade auch für viele Frauen mit einer hohen Bildung in nichtwestlichen Gesellschaften ist Füttern das ultimative Zeichen von Mutterliebe. Indische und türkische Rechtsanwältinnen, Psychologieprofessorinnen, Ärztinnen stecken ihren Kindern, und nicht nur den ganz kleinen, mundgerechte Häppchen in den Mund. Eine meiner türkischen Mitarbeiterinnen war so entsetzt, als sie nach Deutschland kam und feststellen musste, dass einjährige Kinder hier angehalten werden, alleine zu essen, dass sie sofort eine kulturvergleichende Untersuchung plante. In einem ersten Schritt interviewte sie 4 türkische Migrantinnen mit Kindern im Alter zwischen 2 und 4 Jahren zu ihren Essenspraktiken und der Wahrnehmung des deutschen elterlichen Verhaltens. Die türkischen Mütter fütterten ihre Kinder (mit einer Ausnahme wegen zu großer Familie) mit der Begründung, dass Kinder alleine ihren Hunger nicht spüren würden und nicht genug essen würden. Ein schönes Beispiel für Autonomie und Kontrolle in der Erziehung! Mit der verbrachten Zeit in Deutschland und durch Kontakt mit Deutschen änderten einige Mütter ihre Meinung, dass man Kinder nicht bis mindestens 5 Jahre, sondern nur noch bis zu 2,5 Jahren füttern sollte. Die Frauen, die keinen Kontakt zu Deutschen hatten, hatten sich ein Bild im Fernsehen gemacht und waren zu dem Schluss gekommen, dass die Deutschen kalt seien und rigide Regeln einhielten, wie z. B., dass Kinder um 7 Uhr ins Bett müssten

(Bayramoglu 2009). Dies sind natürlich Einzelfälle, aber beileibe keine Einzelmeinungen. Birgit Leyendecker von der Ruhr Universität Bochum hat mit ihren Kollegen große Untersuchungen familiärer Abläufe bei Familien mit türkischem Migrationshintergrund gemacht – dabei zeigte sich z. B. auch, dass die familiäre Mahlzeit, die in vielen Beratungszusammenhängen ebenfalls als für den Familienzusammenhalt wichtige Maßnahme empfohlen wird, in den türkischen Migrantenfamilien nicht populär ist, da Kinder nach Bedarf versorgt werden. Es muss aber nochmals darauf hingewiesen werden, dass wir nicht von türkischen Migranten generell sprechen, sondern von Familien mit einem dörflichen relationalen Hintergrund und einem niedrigen Niveau formaler Bildung (Leyendecker u. de Houwer 2010).

Schaut man sich mit kultureller Sensibilität familienbegleitende und familienunterstützende Programme an, die es in allen Bundesländern gibt, so stellt man unschwer fest, dass diese überwiegend – direkt oder indirekt – auf dem kulturellen Modell der psychologischen Autonomie basieren und sich dabei in vielen Fällen explizit auf die Bindungstheorie von John Bowlby und Mary Ainsworth beziehen. Das mütterliche Verhalten im Umgang mit Säuglingen, das unterstützt und gefördert wird, »gibt dem Baby, was seine Kommunikationen intendieren und was er/sie möchte. Sie (die Mutter) reagiert sozial auf Versuche des Babys, soziale Interaktionen zu initiieren, spielerisch auf Versuche, Spiel zu initiieren. Sie hebt das Baby hoch, wenn er/sie es zu wünschen scheint und legt das Baby wieder hin, wenn er/sie explorieren möchte.« Dies ist die wörtliche Übersetzung eines Abschnittes aus der von Mary Ainsworth konstruierten Skala zur Messung elterlicher Sensitivität – wir haben dieses Beispiel bereits früher besprochen. Genau diese Philosophie wird in einer Broschüre der Bundeszentrale für gesellschaftliche Aufklärung vertreten: »Bei aller Abhängigkeit ist Ihr Baby schon eine eigene kleine Persönlichkeit mit eigenen Interessen. Wenn Sie Ihr Baby als Partner betrachten und ihm viel von sich und seiner neuen Welt mitteilen, werden Sie ein Team fürs Leben sein« (Bundeszentrale für gesundheitliche Aufklärung: Das Baby 2007). Hier sind alle Ingredienzien des psychologischen autonomen Weltbildes zusammengefügt: Das Baby ist eine eigene Persönlichkeit mit eigenen Interessen. Die Eltern sind Erziehungspartner, die gut beraten sind, ihren Job auf gleicher Augenhöhe zu erfüllen!

Für die therapeutische und beratende Praxis, ebenso wie für Erziehungs- und Bildungsprogramme, auf die wir im Kapitel 18 näher eingehen werden, ist die Implementierung unterschiedli-

Öffentliche Erziehungsideologien

cher kultureller Modelle jedoch eine drängende Notwendigkeit, will man Menschen helfen und sie unterstützen und nicht abschrecken und vertreiben. Integration kann nicht durch Konfrontation erreicht werden, denn Konfrontation führt zu Ablehnung und/oder Rückzug.

Die Welt der Orientierungspläne und pädagogischen Leitlinien

Alltag ist gelebte Kultur – auch in der Kita

Unter dem Druck gesellschaftlicher Notwendigkeiten sind Kindertageseinrichtungen mit einem primären Fokus auf Versorgung zu Bildungseinrichtungen ernannt worden, deren Philosophie in Orientierungsplänen und pädagogischen Leitlinien mit viel politischem Willen formuliert wurde. Gemeinsam ist ihnen allen, dass Kultur darin vorkommt. Schaut man sich die entsprechenden Passagen jedoch einmal genauer an, so stellt man schnell fest, dass es sich häufig um Allgemeinplätze und Unverbindlichkeiten handelt. Natürlich ist wieder von Singen, Malen und Basteln als Kulturtechniken die Rede, wobei durchaus auch Lieder anderer Kulturen gemeint sind. Es soll kulturelle Offenheit für andere Kulturen herrschen und es sollen kulturelle Werte und Lebensformen vermittelt werden. Es sollen eine Fülle sozialer, dinglicher und kultureller Lerngelegenheiten geschaffen werden, mit denen das Kind freudig in Beziehung treten soll. Es soll Bildungs- und Kulturarbeit betrieben werden.

Aber – wie auf S. 31 des Niedersächsischen Orientierungsplans ausgeführt wird, der beileibe keine exotische Ausnahme bildet – soll die Unterbrechung des Alltags und das Bewahren kultureller Traditionen (z. B. Feste) jedoch nicht die Themen der Kinder und die anderen Bildungsinhalte an den Rand drängen! Das heißt, dass Kultur als etwas Eigenes, unabhängig von allem anderen gesehen wird, das Vielfalt und Buntheit in den Alltag bringt. Wie wir aber bisher gesehen haben, ist Kultur Alltag und Alltag ist gelebte Kultur. Natürlich ist ein solches Verständnis von Alltagskultur auch in den Orientierungsplänen enthalten, aber die Vielfalt ist dabei auf der Strecke geblieben – es handelt sich um einen monokulturellen und normativen Zugang –, im Zentrum steht das selbstbestimmte, selbstständige, selbstbewusste und selbstverantwortliche Kind, das in der Entwicklung seiner psychologischen Autonomie unterstützt werden soll. Die Kita ist – oder soll es zumindest sein – die genaue Entsprechung zu den familiären Sozialisationsstrategien in Richtung psychologische Autonomie. Man findet die folgenden Handlungsmaximen, die an den Rechten des Kindes ausgerichtet sind. Jedes Kind hat das Recht
- so akzeptiert zu werden, wie es ist und wie es lebt,
- in seinem individuellen Tempo zu lernen,
- eigene Stärken, Fähigkeiten und Fertigkeiten zu entwickeln,
- auf Bestätigung, Lob und Anerkennung,
- auf Wahrnehmung seiner Bedürfnisse und Wünsche,
- auf Wahrung seiner Grenzen,
- sich zurückzuziehen und Ruhe zu suchen,
- seine Spielpartner selbst auszusuchen.

Die Erzieher/innen haben die Verpflichtung, Kindern die Bedingungen für die Wahrung dieser Rechte herzustellen und zu garantieren – ein Bilderbuchkatalog zur Entwicklung psychologischer Autonomie. Sie haben die Pflicht

- seine Persönlichkeit zu respektieren und in der Arbeit zu berücksichtigen,
- ihm die Möglichkeit zum freien, spontanen Spiel zu geben,
- abgestimmt auf die entwicklungsbedingten Möglichkeiten ein anregendes Umfeld zu schaffen und die Selbststeuerung des Kindes zu fördern,
- Herausforderungen durch Ideen, Impulse und Material zu schaffen,
- dem Kind so viel Neues zu geben, wie es die Neugierde und dem Wissensdrang entspricht, aber auch so viel Bekanntes und Geregeltes, wie es das Kind benötigt, um sich sicher zu fühlen und handlungsfähig zu sein,
- kooperative Hilfestellung für ein anregendes und beziehungsreiches Spiel mit anderen zu geben,
- eine entspannte Atmosphäre zu schaffen, in der die Kinder sich selbst, ihre Umwelt und ihr Gegenüber positiv erleben.

(Auswahl, Zusammenstellung Hannah Bruns, Niedersächsisches Institut für frühkindliche Bildung und Entwicklung (nifbe)).

Diese Vorgaben sind in den Vorstellungen der Erzieherinnen gespiegelt, was Kinder in ihrer Einrichtung lernen sollten. Wir haben 22 Erzieherinnen danach befragt, was die wichtigsten Dinge seien, die Kinder in ihrer Einrichtung lernen sollten. In Abbildung 18.1 sind die Ergebnisse dargestellt (◘ Abb. 18.1).

Autonomie und Selbstbewusstsein sind die absolute Nummer Eins. Fasst man die Bereiche kognitiver Förderung zusammen, so bilden sie die zweithäufigste Präferenz. Erst danach kommen soziale und emotionale Fähigkeiten, allerdings immer aus der Perspektive des selbstreflexiven Individuums. Regeln lernen, Werte und Normen spielen eine weitaus geringere Rolle. Noch deutlicher wird das Bild, wenn wir genauer nach bildungsbezogenen Inhalten fragen, die in der Kita vermittelt werden sollen: Sprache, kognitive Fähigkeit und Schulvorbereitung, mathematische Kompetenzen stehen hier ganz vorne.

Die Rahmenpläne und Erziehungsvorstellungen werden natürlich nicht 1:1 im Alltag realisiert. Daran wird aber mit Aus-, Fort- und Weiterbildungsangeboten gearbeitet. Und dabei kann man durchaus auf einem beachtlichen Fundament aufbauen: Auch im Kitaalltag werden Kinder permanent nach ihren Wünschen und Bedürfnissen, nach ihren Vorlieben und Präferenzen gefragt.

Ethnotheorien von Erzieherinnen

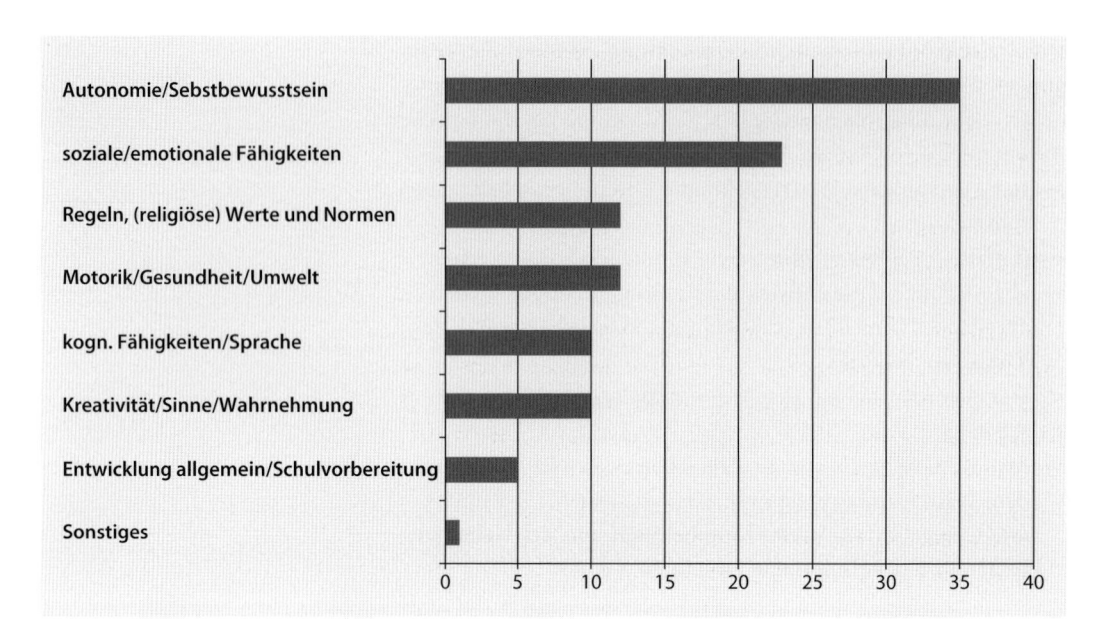

Abb. 18.1 Erziehungsziele von deutschen Erzieherinnen

- Autonomie/Sebstbewusstsein
- soziale/emotionale Fähigkeiten
- Regeln, (religiöse) Werte und Normen
- Motorik/Gesundheit/Umwelt
- kogn. Fähigkeiten/Sprache
- Kreativität/Sinne/Wahrnehmung
- Entwicklung allgemein/Schulvorbereitung
- Sonstiges

- Wo willst Du sitzen?
- Was willst Du spielen?
- Was willst Du essen?
- Willst Du winken gehen?
- Mit welchen Stiften willst Du malen?
- Willst Du heute gar nicht reden?
- Hast Du das schon gemacht?
- Magst Du auch zuhören?

Es werden Alternativen angeboten, die Wahlen ermöglichen:
- Bei Mateo ist noch Platz, neben Pit ist noch Platz, und bei Johanna ist noch Platz – wo möchtest Du Dich hinsetzen?

Einzelne Kinder dürfen an einzelnen Tagen Entscheidungen auch für die Gruppe treffen, zum Beispiel im Morgenkreis:
- Philipp, wo sollen wir anfangen zu zählen?

Das Kind soll mit seinen Handlungen einverstanden sein:
- Du kannst den Stein hinter Dich legen, wenn Du willst.

Im Zentrum steht das individuelle Kind, das auch, so oft das im Alltag realisierbar ist, alleine angesprochen wird. Hier ist eine kleine Szene aus dem Kitaalltag zwischen einer Erzieherin (E) und einem 2-jährigen Kind (K):

Die Welt der Orientierungspläne und pädagogischen Leitlinien

K geht rein und raus aus der Puppenküche und zeigt Erzieherin einen Föhn und ein Puppenklo

E: Oh, was haste da denn, Pit?

K geht erneut in die Puppenküche und holt einen Spiegel, den er der E hinhält.

E: Oh guck mal. Ein Spiegel? Da kannste reingucken, da kannste dich angucken, dich selbst.

Die Erzieherin stellt Fragen und macht Aussagen mit viel Informationsgehalt, sie spiegelt sprachlich die Verhaltensweisen des Kindes. Sie stellt Fragen und nimmt die Gelegenheit wahr, das Kind auf sich selbst zu beziehen, zu spiegeln im wahrsten Sinne des Wortes. Sie geht auf die kindliche Perspektive ein und versucht lange Gespräche zu einem Thema zu realisieren.

Wie in der Familie, so ist auch in der Kita das Lob und die Bestätigung die pädagogische Maßnahme der Wahl:

» Toll machst Du das, ganz toll!!!
Super!
Das weißt Du schon alles!
So, ich halt das hier fest und du schiebst das hier rein. Genau, und jetzt hochziehen. Super!
Johanna? Johanna, komm mal, komm mal eben. Ach' geht schon? Super!
So, geh hier einmal mit deinem Arm rein, hier mit deinem Arm rein, genau! «

Im Morgenkreis werden die letzten Tage von einer Erzieherin bewertet: »Aber ich muss wirklich sagen, am Donnerstag und Freitag waren die Kinder so klasse und haben sich alle so doll angestrengt, das ha'm die so toll hinbekommen!«

Natürlich erwarten Eltern und Erzieher, dass Kinder auch Regeln lernen und einhalten. Eine vertraute Spielwiese, Regeln zu lernen und diese auch einzuhalten, ist das leidige Aufräumen. Wie wir gesehen haben, sind westliche Mittelschichtkinder in dieser Hinsicht nicht gerade folgsam. Ihre Strategien reichen von Ignorieren über Verhandeln bis zu offenem Widerspruch und Protest. Das Auf- und Wegräumen ist natürlich auch eine Situation, die im Kitaalltag thematisch ist, wie die folgende kleine Szene zeigt:

Erzieherin 1: Bring doch mal das Säckchen in den Toberaum und dann räumen wir nämlich jetzt auf, ne?

Beispiele aus dem Kita-Alltag

Julia (3 Jahre): Ja

Erzieherin 2: Gut (geht in die Küche. Kind bleibt noch kurz stehen, verlässt dann auch das Esszimmer) Kind geht bis zum Toberaum und wirft das Säckchen rein. Tom wirft das Säckchen zurück. Julia nimmt das Säckchen und wirft es in den Flur, hebt es wieder auf und legt es im Badezimmer auf einen Hocker, dann auf den Boden und wischt damit. Julia lässt es liegen und rennt raus.

Erzieher: Julia? (sie dreht sich zum Erzieher um) Bringst du noch mal das Säckchen in den Toberaum zurück? Ja? Hier komm, das Säckchen ist hier vorne (Julia geht zurück ins Bad und hebt es auf). Genau das. Einmal in den Toberaum bitte. (Julia geht bis zum Toberaum, wirft das Säckchen hinein. Sie hebt ein Bonbonpapier auf und leckt es ab): Nicht in den Mund nehmen Julia (sie geht kurz ins Badezimmer, dann in die Küche): Das kannst du in den Mülleimer tun Julia. (Sie hebt das Papier hoch): In den Mülleimer, genau (sie geht zur Spüle): Da, in den gelben.

Julia (zeigt auf den gelben Sack): Da?

Erzieher: Genau. Einmal rein da.

Julia: Da? (zeigt auf den Biomüll)

Erzieher: Ne, in den gelben

Julia (zeigt auf den gelben Sack): Da?

Erzieher: Genau, in den (Julia wirft das Papier rein): Super! (Julia geht ins Kaminzimmer und fängt an, mit Lego auf dem Bauteppich zu spielen)

Handlungsautonomie

Dieses beileibe nicht exotische, sondern alltägliche Beispiel ist in vielerlei Hinsicht interessant! Es zeigt den verbalen Verhandlungsstil und die ununterbrochene Verbalisierung von Handlungen. Julia stimmt der Anweisung zu, folgt ihr auch scheinbar, allerdings nicht so wie gewünscht – sie wirft das Säckchen, statt es zu legen, und stößt dabei an die Ich-Grenzen eines anderen Kindes, Tom, der das Säckchen zurückwirft. Danach macht sie alles Mögliche mit dem Säckchen, nur nicht das, wozu sie aufgefordert wurde, sogar eindeutig nicht erwünschte Handlungen, wie den Boden mit dem Säckchen wischen – ohne dass ein Erzieher oder eine Erzieherin regulierend eingreifen. Höflich fragend und bittend möchte der Erzieher das Kind dann dazu bringen, der Aufforderung nachzukommen – sie wirft wieder. Grenzen testen? Dann macht sie einen zweiten Handlungsstrang mit dem Bonbonpapier auf, das sie dann mit verbaler Begleitung, Ermunterung und Lob schließlich dorthin entsorgt, wo sie es soll. Hier haben wir das selbstbestimmte Kind, das seine Intentionen realisiert, seinen Präferenzen Ausdruck verleiht, seine Beschäftigung wählt. Ist dieses kurze Beispiel Ausdruck des pädagogischen Ideals? In jedem Fall sehen wir hier das Autonomiedilemma erneut, das wir bereits weiter vorne besprochen haben.

Kinder aus relational organisierten Familien sind, wie wir gesehen haben, an einen völlig anderen Verhaltens- und Diskursstil gewohnt. Sie werden aufgefordert, sich hinzusetzen, zuzuhören, das zu tun, was man ihnen sagt. Sie werden nicht gelobt, sondern korrigiert und vielleicht auch zurechtgewiesen. Sie sind es nicht gewohnt, gefragt zu werden und Entscheidungen zu treffen. Sie sind es nicht gewohnt, im Mittelpunkt zu stehen. Sie sind nicht gewohnt, aktiv auf andere, zumal Ältere zuzugehen und Spielangebote zu machen oder überhaupt deren Aufmerksamkeit und Zeit in Anspruch zu nehmen. Sie sind es nicht gewohnt, Aufforderungen nicht nachzukommen. Sie sind nicht an die Dominanz sprachlicher Interaktionen gewohnt. Sie sind durch dieses Bombardement an Wahlen und Entscheidungen völlig irritiert und überfordert. Was sollen sie tun, wenn sie sich in Situationen befinden, die ihnen nicht nur fremd sind, sondern die sich auch noch massiv von dem häuslichen Erziehungsstil unterscheiden? Sie würden Regeln überschreiten, sich ungehörig verhalten. Das kann man doch nicht machen. Also stehen sie stumm da und machen gar nichts! Sie sind blockiert. Die Erzieherin, die diesen Konflikt nicht versteht, weil sie das relationale Modell nicht kennt, zieht die Schlussfolgerung, die in ihrem Weltbild naheliegt, nämlich, dass es sich hier um ein höchst unkooperatives Kind handelt! Wenn sie die Gelegenheit hat, mit den Eltern zu sprechen, wird sie diesen sagen, dass sich das Kind nicht beteiligt, keine Fragen stellt, immer still ist, keine Wahlen trifft. Und nun sind die Eltern in höchstem Maße irritiert. Was stört die Erzieherin? Ihr Kind verhält sich doch richtig! Aus diesen Missverständnissen heraus ist es leicht, anzunehmen, dass auch die Eltern unkooperativ sind, nicht mit der Einrichtung zusammenarbeiten und an Elterngesprächen nicht interessiert sind! Natürlich ist das jetzt übertrieben, aber doch nicht abwegig. Jede Erzieherin, die entsprechend gemischte Gruppen betreut, kann viele solcher Beispiele nennen.

Die Vorstellungen von guter Erziehung sind eben völlig unterschiedlich. Die geduldig verhandelnde und Positivität vermittelnde Erzieherin wirkt auf relational hierarchisch organisierte Menschen sicher als Sinnbild von Inkompetenz und Hilflosigkeit.

Ein Teil dieser Missverständnisse liegt weiterhin darin begründet, dass völlig unterschiedliche Vorstellungen und Erwartungen bezüglich der Rolle des Elternhauses und der Institution bestehen. In der deutschen Mittelschichtphilosophie und der öffentlichen Erziehungskultur liegt die Verantwortung für Bildung und Entwicklung von Kindern in der Familie, bei den Eltern. Entsprechend sind Mittelschichteltern auch sehr an dem pädagogischen

Verschiedene kulturelle Realitäten können zu vielen Missverständnissen führen

Die Beziehungen zwischen Kita und Familie

Konzept und dessen Umsetzung in der Kita interessiert und grundsätzlich sehr kooperationsbereit. Elternabende, »Tür- und Angelgespräche« mit den Erzieherinnen, freiwillige Elterndienste sind für sie selbstverständlich in der Erziehungspartnerschaft mit der Kita. Viele türkischstämmige Eltern mit einem dörflichen Sozialisationshintergrund halten diese Vorstellungen und Praktiken für völlig falsch. Die Familie ist für sie dafür zuständig, dass das Kind ein guter Mensch wird, den Rest an Bildung und Erziehung hat die Institution, der Kindergarten und die Schule zu erledigen. Für sie besteht eine strikte Trennung zwischen diesen beiden Instanzen. Den Ansprüchen an ihre Zeit und ihre Kooperation stehen sie verständnislos gegenüber. Dabei kann es zu gravierenden Kommunikationsproblemen kommen. Immer wieder kann man hören, dass Mütter mit türkischem Migrationshintergrund »unkooperativ« sind bei der Eingewöhnungsphase, die doch als qualitative Errungenschaft der Kleinkindpädagogik gilt. Die langsame Eingewöhnung des Kindes an die Einrichtung mit langsam reduzierten Anwesenheiten der Mutter oder des Vaters gilt bei uns als qualitativ hochwertig und auch als einzig richtige Art und Weise, ein Kind an den neuen Lebensraum heranzuführen. Physiologische Messungen der Stressbelastungen (Kortisol) bestätigen, dass Kinder, die eine solche langsame Eingewöhnungsphase durchlaufen, eine geringere Stressbelastung erfahren als Kinder, die diesen Wechsel abrupt erleben (s. dazu Ahnert 2010). Nun bringt eine Mutter mit türkischem Migrationshintergrund ihr dreijähriges Kind am ersten Tag in den Kindergarten und möchte gleich gehen – sie hat Termine, die sie wahrnehmen möchte und muss. Sie ist völlig überrascht von dem vielleicht sogar vorwurfsvollen Ton der Erzieherin, sie könne doch jetzt nicht gehen, sie müsse heute in der Einrichtung bei ihrem Kind bleiben. Die türkischstämmige Mutter versteht die Welt nicht mehr, sie hat doch ihr Kind von klein auf daran gewöhnt, von anderen betreut zu werden, wo soll das Problem sein? Und tatsächlich gibt es keine Untersuchungen, die die Stressbelastung in solchen Situationen bei Kindern aus Familien mit anderen kulturellen Modellen untersucht haben. Hier besteht dringender Forschungsbedarf!

Ein anderes häufig benanntes Problem besteht in der Abholsituation. Einrichtungen erwarten, dass Kinder pünktlich abgeholt werden – Überschreitungen werden mit zum Teil erheblichen Geldstrafen geahndet. Nun gibt es aber kaum ein flexibleres kulturelles Konzept als die Zeit (LeVine 2008). Viele Menschen kennen vielleicht Situationen, wo sie bei, sagen wir einmal, einer relational organisierten Familie zum Abendessen eingeladen waren, und zwar um 8 Uhr abends. Pünktlich auf die Minute klingeln die

Kulturelle Missverständnisse

deutschen Gäste an der Haustür ihrer Gastgeber und bringen diese damit in allerhöchste Verlegenheit. Der Hausherr ist noch gar nicht zuhause und die Dame des Hauses hat sich für den Abend noch nicht fertig gemacht. Wer kommt auch um 8 Uhr zum Essen? Nachdem peinliche 2 Stunden überstanden sind und langsam alle anderen Gäste eintreffen, beginnt das Abendessen nach 10 Uhr. Das Kind um 17 Uhr im Kindergarten abzuholen, bedeutet also vielleicht zwischen 17 und 19 Uhr? Manche Einrichtungen haben inzwischen auf diese Situation reagiert und gestalten die Öffnungszeiten und damit die Abholzeiten flexibler – sie geben Zeiträume anstelle von pünktlich einzuhaltenden Terminen an. Und plötzlich gibt es keine wartenden Erzieherinnen und verängstigte Kinder mehr. Schließlich kann man doch auch Tür- und Angelgespräche, die ja fester Bestandteil der erzieherischen Praxis sind, entspannter führen, wenn nicht alle Eltern auf einmal da stehen! Ist minutengenaue Pünktlichkeit ein Wert an sich oder doch vielleicht Ausdruck eines kulturellen Verständnisses, zu dem es lebbare Alternativen gibt und das im multikulturellen Alltag nicht mehr angemessen ist?

Mit diesen Überlegungen rücken die pädagogischen Fachkräfte ins Zentrum des Bildungsgeschehens. Die Erkenntnis, dass die frühpädagogischen Fachkräfte zentrale Aufgaben im Bildungsprozess wahrnehmen, da sie an der Schaffung von Grundlagen für Bildung und Erziehung wesentlich beteiligt sind, setzt sich langsam auch in der öffentlichen Wahrnehmung durch. »Das Beste für die Kleinsten« ist ein Slogan, den man immer häufiger hört. Könnte es doch nur tatsächlich auch politisch und damit ökonomisch umgesetzt werden! Tatsächlich ist die pädagogische Arbeit umso wichtiger, je mehr Gestaltungsräume bestehen – und das ist der Fall, je jünger die Kinder sind. Das bedeutet, dass Ansehen und auch Bezahlung dort am höchsten sein sollten, wo die pädagogischen Einflussnahmen und damit die Verantwortung am größten sind. In unserer Gesellschaft ist es jedoch umgekehrt. Je mehr die anspruchsvolle Wissensvermittlung in den Vordergrund tritt, je höher das Ansehen und je besser die Bezahlung. Trotz aller Widrigkeiten ist die Berufsgruppe der Erzieher und Erzieherinnen ein sehr an Fort- und Weiterbildung interessiertes und motiviertes Klientel, so dass die vielfältigen Angebote auf sehr fruchtbaren Boden fallen. Aber natürlich muss die Ausbildung grundlegend reformiert werden – aber das ist ein anderes Thema!

Zunehmend wird in diesem Zusammenhang erkannt, dass die Einstellungen und Vorstellungen der Erzieherinnen, ebenso wie die elterlichen Theorien, Teil des kulturellen Milieus sind, in dem Kinder aufwachsen. Wir haben schon einige Beispiele von Einstel-

Kindergarten und Vorschule

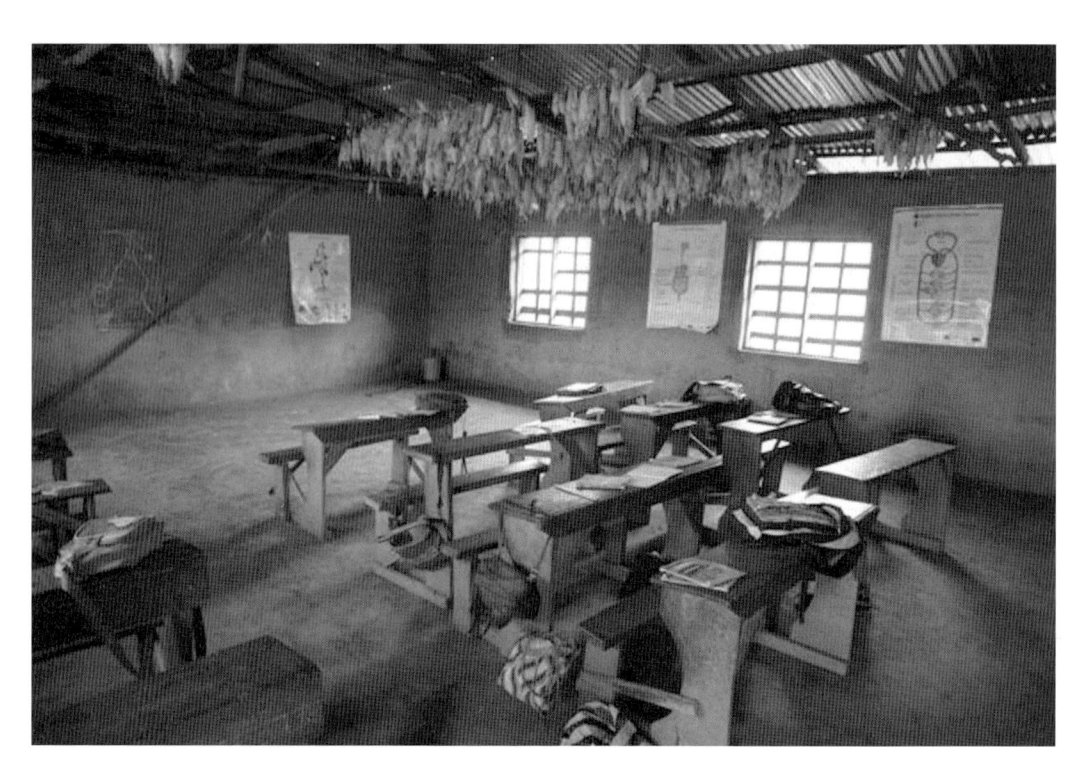

Abb. 18.2 Klassenraum einer Vorschule in Kikaikelaki, Kamerun (Foto: Hiltrud Otto)

lungen deutscher Erzieherinnen diskutiert. Schauen wir noch einmal vergleichend auf diese Thematik aus der an psychologischer Autonomie orientierten Sicht der westlichen Mittelschicht und der hierarchisch relationalen Perspektive von Nso-Vorschullehrerinnen. Die Nso-Vorschullehrerinnen (nursery school teacher) haben eine 9-monatige bis 3-jährige Ausbildung, je nach Vorbildung, die – trotz vieler Kritik von einheimischen Experten daran – stark an westlichen Modellen ausgerichtet ist. So lernen sie die Psychologie Piagets und die Bedürfnishierarchie von Maslow – dennoch sind ihre Erziehungsvorstellungen an der Lebenswirklichkeit der Nso-Gemeinschaft orientiert. Kindergärten in dem bei uns üblichen Sinne gibt es nicht, sondern nach Jahrgängen organisierten (Vorschul-)Unterricht (Abb. 18.2).

Ethnotheorien von Erzieherinnen

In einer Untersuchung von Erziehungstheorien bei deutschen Erzieher/innen und Nso- Vorschullehrern und Vorschullehrerinnen haben wir die folgenden Unterschiede gefunden (Abb. 18.3). Zunächst einmal wird bestätigt, dass die deutschen Erzieherinnen großen Wert auf die Entwicklung von Autonomie bei ihren Schützlingen legen, während das für die Nso-Vorschullehrerinnen praktisch keine Rolle spielt. Beide Gruppen finden auch soziale Fähigkeiten wichtig, die deutschen Erzieherinnen sogar deutlich

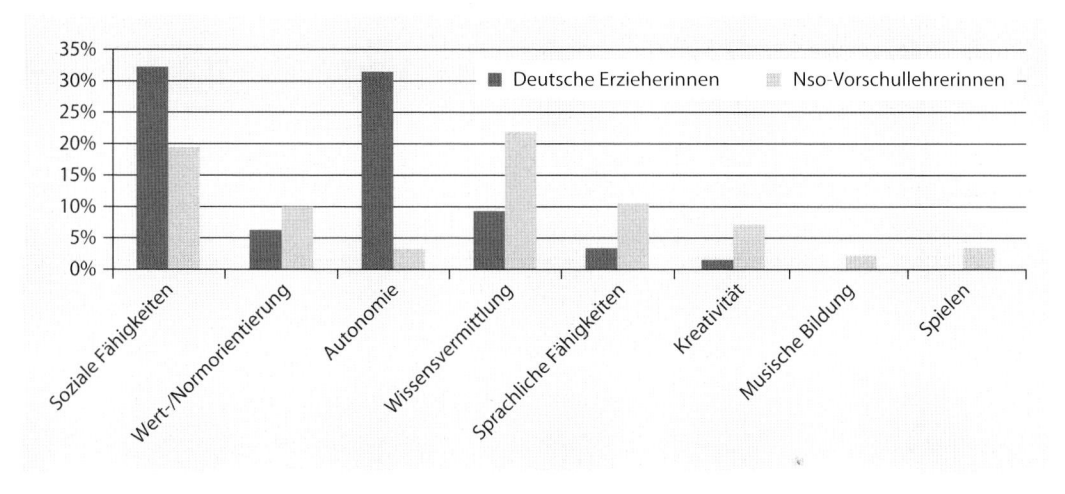

Abb. 18.3 Erziehungstheorien von deutschen Erzieherinnen und Nso-Vorschullehrerinnen

mehr als die kamerunischen. Allerdings sind hier die Perspektiven sehr unterschiedlich. Während es den deutschen Erzieherinnen um Regulationen zwischen selbstständigen und unabhängigen Kindern geht, geht es den Kamerunerinnen um die Eingliederung und kollektive Verantwortlichkeit. Ansonsten wird deutlich, dass die kamerunischen Erzieherinnen ihre Aufgabe primär in der Wissensvermittlung und Anleitung sehen, was für den Alltag der deutschen Erzieherinnen weniger bedeutsam scheint.

Entsprechend unterschiedlich ist auch die Sicht auf pädagogische Maßnahmen. Deutsche Erzieherinnen und Nso-Vorschullehrerinnen haben unterschiedliche Vorstellungen davon, was man unter Bestrafung versteht. Die deutschen Erzieherinnen legen sehr viel Wert darauf, dass die Maßnahmen für das betroffene Kind nachvollziehbar sind – das spielt für die Nso-Lehrerinnen kaum eine Rolle, ganz nach dem Motto der Mütter: Schließlich wissen die Erwachsenen, was gut für die Kinder ist. Die Nso-Erzieherinnen arbeiten mit Schamgefühlen, die Kinder vor der Gruppe bloßstellen, was für deutsche Erzieherinnen natürlich ein völliges Tabu ist. Kennt man jedoch die sozialisatorische Vorgeschichte, wie wir sie beschrieben haben, ist dies nicht abwegig, sondern eine schlüssige Konsequenz eines allgemeinen Erziehungsklimas. So sind auch die Gründe für Bestrafungen sehr verschieden. Die kamerunischen Lehrerinnen nennen als Hauptmotiv die antizipierte Bestrafungswirkung, d. h. sie nennen Gründe wie »den Kindern helfen, richtig und falsch zu unterscheiden lernen« oder sie zu »korrigieren, damit sie den gleichen Fehler in Zukunft nicht mehr machen«. Für die deutschen Erzieherinnen sind es Regelverstöße im weitesten Sinne. Natürlich bedeutet dies nun nicht,

Ethnotheorien von Erzieherinnen

dass sich deutsche Erzieherinnen wie Nso-Vorschullehrerinnen verhalten sollten und auch nicht, dass man mit Schambotschaften den erzieherischen Alltag in deutschen Kitas gestalten sollte, um kulturell fair zu sein. Simple Übertragungen sind keine sinnvollen pädagogischen Maßnahmen, da sie ja dann aus dem Kontext gerissen sind. Das gilt aber für alle Richtungen. Ein Verständnis für unterschiedliche Vorstellungen zu entwickeln hilft uns jedoch dabei, Weltsichten zu verstehen und Erfahrungshintergründe für Verhalten kennenzulernen. Wie können unsere Einrichtungen zu einem Erfahrungs- und Lernort für alle Kinder werden in Kooperationen mit allen Familien? Informationen über die kulturellen Modelle und ihre Implikationen für die Sichtweisen auf Entwicklung und Erziehung sind eine erste notwendige Voraussetzung, und zwar für alle Beteiligten. Die Kenntnis der relationalen Weltsicht ist für die pädagogischen Fachkräfte unabdingbar, die Kenntnis der autonomieorientierten Philosophie und ihrer Rolle für die öffentliche Erziehung und Bildung ist unabdingbar für die Familien, die diese Philosophie nicht von vorneherein teilen. Kenntnis alleine reicht aber nicht aus. Der nächste wichtige Schritt ist die **Akzeptanz**, d. h. die Einsicht, dass es nicht eine richtige Philosophie für alle geben kann, dass verschiedene Sichtweisen ihre Berechtigung haben und vor allem, dass die Sichtweisen in ihrer Adaptivität an bestimmte Kontexte gleichwertig sind. Diese wohlwollende Akzeptanz ist eine notwendige pädagogische Haltung im multikulturellen Alltag.

Nun hören wir oft das Argument, die relationalen Sichtweisen seien ja schön und gut, aber nun würden die Familien mit dem relationalen Hintergrund ja in Deutschland leben und müssten sich hier anpassen. Das stimmt natürlich, aber das deutsche Erziehungs- und Bildungssystem muss sich auch an die durch die relationale Philosophie neuen Herausforderungen anpassen. Man vergisst nur allzu häufig, dass Integration ein zweiseitiger Prozess ist! Es wird niemand behaupten wollen, dass das deutsche Erziehungs- und Bildungssystem optimal ist – die Probleme und Schwächen sind vielfältig dokumentiert. Das schlechte Abschneiden deutscher Schüler an internationalen Vergleichsuntersuchungen und besonders auch die Schichtabhängigkeit des Bildungserfolgs in Deutschland haben alarmierend gewirkt. In keinem anderen europäischen Land spielt die soziale Herkunft, das Elternhaus eine solche Rolle für den Schulerfolg von Kindern wie in Deutschland. Nach der vorangegangenen Diskussion ist das nicht weiter verwunderlich, da unser Bildungssystem auf genau das soziale Segment der Mittelschicht zugeschnitten ist. Im letzten Kapitel sollen nun Modelle diskutiert werden, die die Verbindung von Autonomie und Verbundenheit thematisieren.

Information – Akzeptanz – Interpretation

Autonome Verbundenheit: eine tragfähige Vision?

Die Rolle von Schulerfahrung

Bisher haben wir uns mit Prototypen beschäftigt – dem Prototyp der psychologischen Autonomie und dem Prototypen der hierarchischen Verbundenheit. Wir haben die kontextuelle Bedingtheit dieser Prototypen aufgewiesen. Die Anpassungsfunktion impliziert, dass es sich dabei nicht um statische Modelle handeln kann, sondern dass Veränderung ein inhärentes Merkmal darstellen muss. Das heißt, kulturelle Modelle sind dynamisch und verändern sich mit sich verändernden Kontextbedingungen. Im Folgenden werden zunächst solche Veränderungen beschrieben, bevor wir daraus Implikationen für die erzieherische Praxis in Deutschland ableiten. Wir haben gesehen, dass das Niveau der formalen Bildung als Organisator soziodemografischer Kontexte und damit kultureller Milieus verstanden werden kann mit einer entsprechend großen Rolle für die Vorstellungen von Entwicklung und Erziehung. Es liegt daher nahe, einmal danach zu schauen, ob sich die Erziehungsvorstellungen und Erziehungspraktiken von Menschen unterscheiden, die unterschiedliche Niveaus formaler Bildung aufweisen, ansonsten aber viele Merkmale klassischer Kulturdefinitionen teilen, wie geografische Heimat, ethnische Gruppe, Religion, Sprache. Dieser Frage sind wir nachgegangen in Untersuchungen mit Angehörigen der Gruppe der Nso in Kamerun und mit Hindu-Familien aus dem Staat Gujarat in Indien. Wir haben jeweils die Einstellungen und Verhaltensweisen im Umgang mit Säuglingen von niedrig gebildeten Bauernfamilien auf dem Land mit höher und hoch gebildeten Familien im städtischen Umfeld untersucht und miteinander verglichen. Zunächst ist einmal festzuhalten, dass sich die weiteren soziodemografischen Merkmale mit dem Niveau der formalen Bildung ebenfalls verändern. Die hoch gebildeten Städterinnen bekommen ihre erstes Kind in den frühen und mittleren Zwanzigern, haben weniger Kinder als die Bäuerinnen, aber mehr als die westlichen Städterinnen. Ihre Lebensform ist oft ebenfalls die Kernfamilie, aber mit starker Anbindung an die Großfamilie. Geschwister wohnen mit ihren Familien etwa im gleichen Haus oder im gleichen Viertel und die Eltern leben natürlich auch in den Haushalten ihrer Kinder.

In Abbildung 19.1 und 19.2 sind Sozialisationsziele abgebildet, wie wir sie in freien Interviews mit niedriger und höher gebildeten Nso-Frauen identifizieren konnten. Sie sind den beiden Dimensionen der Autonomie und Verbundenheit zugeordnet. Es zeigt sich, dass die höher gebildeten Frauen eine differenziertere Sicht auf verschiedene Facetten von Autonomie haben, aber auch das relationale Ziel harmonischer Beziehungen hoch schätzen.

Für Frauen mit niedriger formaler Bildung (weniger als die 7 Jahre obligatorische Schulbildung in den Nso-Dörfern) stellt sich

Sozialisationsziele höher gebildeter Nso Frauen

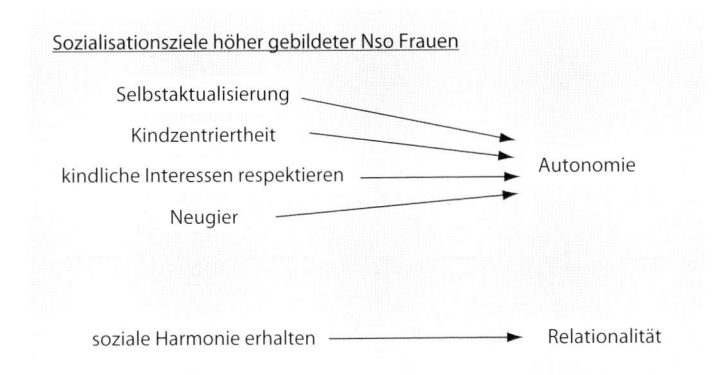

- Selbstaktualisierung → Autonomie
- Kindzentriertheit → Autonomie
- kindliche Interessen respektieren → Autonomie
- Neugier → Autonomie

- soziale Harmonie erhalten → Relationalität

□ **Abb. 19.1** Autonomie und Relationalität von höher gebildeten Nso-Frauen

Sozialisationsziele niedriger gebildeter Nso Frauen

- Gutes Benehmen → Relationalität
- Rollen und Pflichen übernehmen → Relationalität
- Beobachtungslernen → Relationalität
- Erwachsenenzentriertheit → Relationalität
- soziale Harmonie erhalten → Relationalität

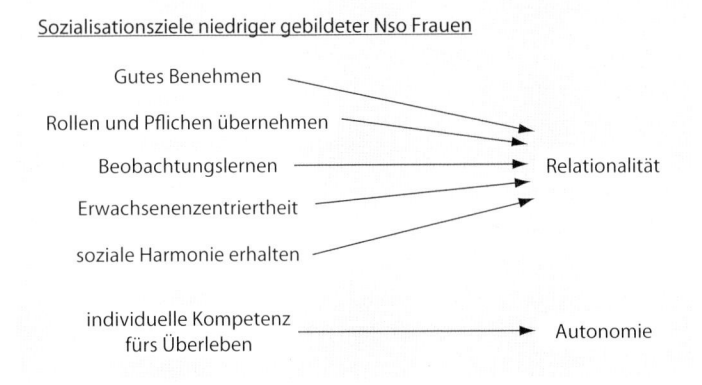

- individuelle Kompetenz fürs Überleben → Autonomie

□ **Abb. 19.2** Autonomie und Relationalität von niedriger gebildeten Nso-Frauen

ein anderes Muster dar. Sie haben ein differenzierteres Bild von Harmonie und schätzen Autonomie lediglich in Bezug auf das Überleben (alleine zurechtzukommen, wenn die Mutter stirbt und keine Angehörigen für das Kind sorgen). Pflichterfüllung, gutes Benehmen und die Orientierung an den Vorgaben der Erwachsenen spiegeln das Bild, das wir schon in anderen Untersuchungen mit den Nso-Bauern gefunden haben. Interessant sind auch die unterschiedlichen Vorstellungen in Bezug auf das Lernen und den Wissenserwerb. Die niedriger gebildeten Frauen erwarten, dass Kinder beobachten und imitieren, während die höher gebildeten Frauen Neugier, Exploration und Versuch und Irrtum als adäquate Lernstrategien verstehen.

Das Niveau formaler Bildung beeinflusst auch die Vorstellungen vom Umgang sowie vom Interaktionsverhalten mit Babys. In vergleichenden Untersuchungen mit Nso-Bauern und Nso aus der städtischen Mittelschicht in verschiedenen kamerunischen

Fusion proximalen und distalen Verhaltens

Städten fanden wir bedeutsame Unterschiede in den Interaktionsstrategien, die höher gebildeten Städterinnen zeigten deutlich mehr Objektstimulation als die Bäuerinnen; gleichzeitig zeigten sie weniger Körperkontakt und Körperstimulation, also weniger proximales Verhalten.

In Abbildung 19.3 (◘ Abb. 19.3) ist eine städtische Mutter mit ihren beiden Kindern, das jüngste ist 3 Monate alt, abgebildet. Es ist deutlich, dass der Blickkontakt hier ein wichtiger Verhaltenskanal ist, sowohl für Mutter und Baby als auch für das Geschwisterkind. Eine kamerunische Nso-Lehrerin spricht über Blickkontakt und das emotionale Band zwischen Mutter und Kind in einem Interview: »Wenn man das Baby anschaut und lächelt, sieht das Baby, dass auch die Mutter glücklich ist und dann lächelt das Baby auch. So baut man die emotionale Entwicklung des Kindes auf. …. Wenn Du das Kind mit seinen Augen ansiehst, dann weißt Du wie es ihm geht. Und wenn da ein Problem ist, merkt man es gleich, weil man das Baby ja anschaut.«

Blickkontakt ist ein wichtiger Verhaltenskanal für die Regulation der Mutter-Kind-Beziehung und des kindlichen Wachstums und Wohlbefindens. Es geht, ebenso wie bei den westlichen Städterinnen, um die innere Befindlichkeit und das Glücklichsein, also eine positive emotionale Gestimmtheit, beim Kind, aber auch bei der Mutter. Damit wird die innere Welt angesprochen, was die Nso-Bäuerinnen nicht tun. Aber auch der Aspekt des Betrachtens des Kindes im Hinblick auf Problemlagen, der für die Bäuerinnen wichtig ist, ist noch vorhanden.

Es ist aber auch deutlich, dass Körperkontakt aufrechterhalten wird, das Baby befindet sich nicht auf einer Decke, sondern auf dem Schoß der Mutter. Wie wir oben gesehen haben, ist der Körperkontakt zwar weniger ausgeprägt als bei den Bäuerinnen, da die Städterinnen Babys nicht den ganzen Tag am Körper tragen, aber noch deutlich präsenter als bei den westlichen Städterinnen. Eine Nso-Städterin erklärt uns die Bedeutung von Körperkontakt folgendermaßen: »Wenn man das Kind festhält, dann fühlt es die Mutter und, wie soll ich sagen, es fühlt sich sicher. Verstehst Du? Wenn sie die Mutter spüren, fühlen sie wirklich!«

Auch die indischen niedrig gebildeten Bäuerinnen und hoch gebildeten Städterinnen unterscheiden sich in ihrem elterlichen Verhalten. Die Städterinnen haben viel mehr exklusive dyadische Situationen und viel mehr Blickkontakt als die Bäuerinnen. Wir zeigten einmal einer Gruppe von hoch gebildeten Städterinnen in der indischen Stadt Vadodara Videos, die wir in den umliegenden Bauerndörfern aufgenommen hatten. Dort praktizieren die Frauen eine bestimmte Art des Umgangs mit den Säuglingen, indem

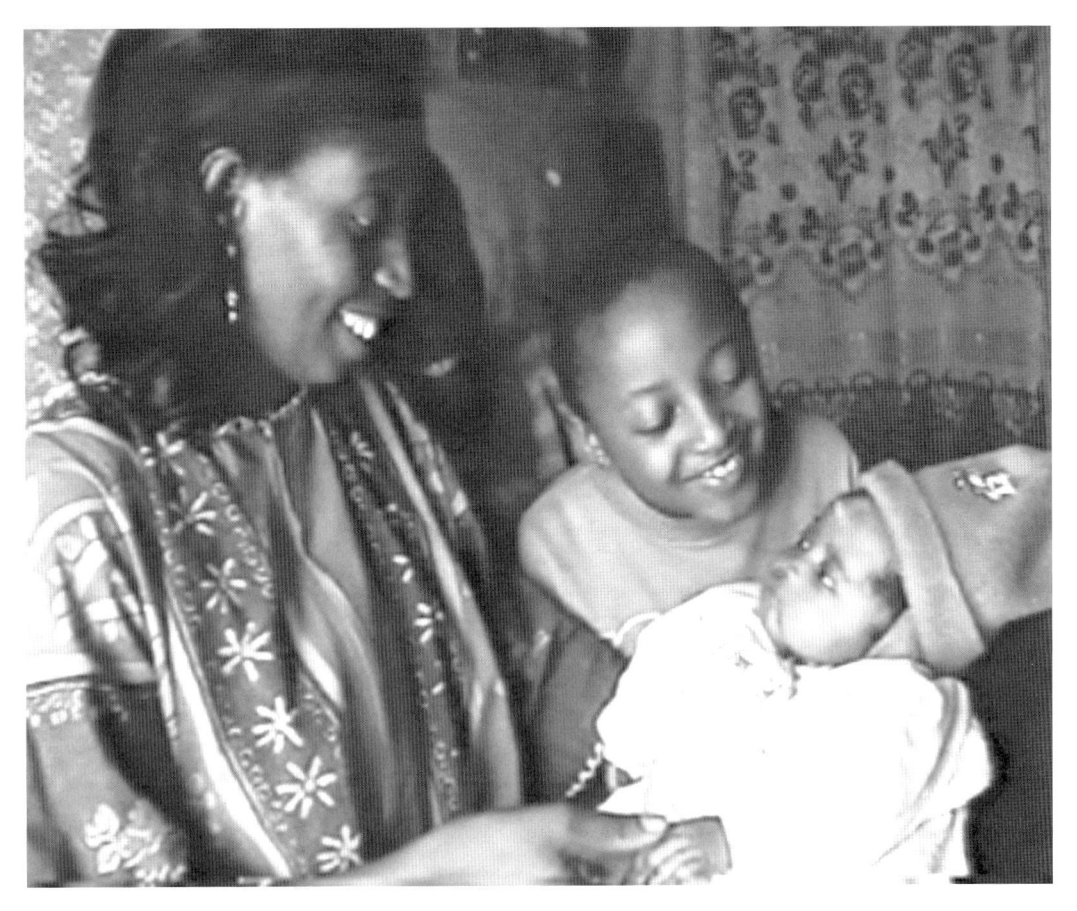

◘ Abb. 19.3 Eine städtische Nso-Familie (Foto: Hiltrud Otto)

sie sie einfach vor sich hinstellten. Das heißt, es ist das für uns unglaubliche Ereignis zu sehen, dass 3 Monate alte Babys fast ohne Unterstützung frei stehen können (◘ Abb. 19.4)

Die Städterinnen waren entsetzt, als sie diese Bilder sahen. Man kann doch ein so kleines Kind nicht auf die Füße stellen! – Die Reaktionen spiegelten blankes Entsetzen – ganz so, wie die deutschen Mittelschichtfrauen reagieren, wenn sie diese Praxis oder die motorische Stimulation der Nso-Frauen sehen.

Auch die Schlafarrangements verändern sich in den Familien in Abhängigkeit vom Niveau der formalen Bildung. In den Nso-Bauernfamilien schlafen die Kinder zusammen mit der Mutter, während der Vater alleine schläft. Bei den höher gebildeten Familien teilt das Ehepaar das Bett, indem dann nur noch das jüngste Kind bei der Mutter schläft. Allerdings schläft kein Kind alleine, sie teilen Schlafstätten miteinander und mit anderen Haushaltsmitgliedern. Interessanterweise geraten auch erst mit höherer

Kulturelle Norm oder Pathologie?

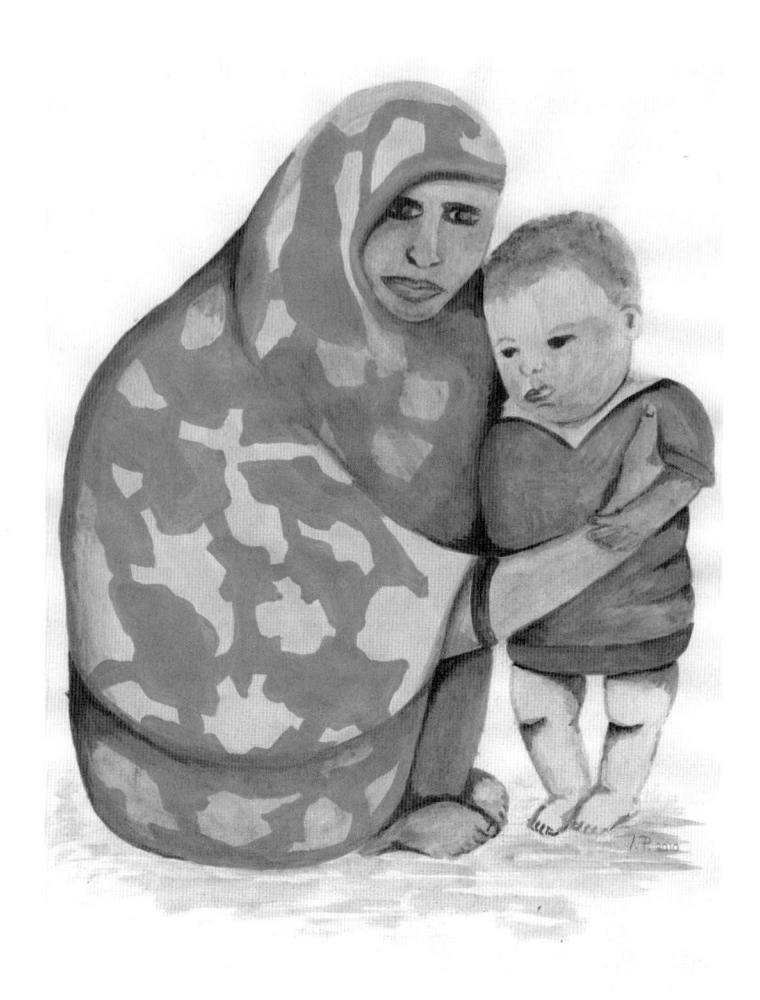

Abb. 19.4 Ein drei Monate altes indisches Baby steht fast ohne Unterstützung (Zeichnung von Inga Potinius)

Bildung Routinen in den familiären Alltag, wie feste Bettzeiten sowie Zu-Bett-Geh-Rituale. Kinder höher gebildeter Frauen werden auch früher abgestillt als Kinder formal niedriger gebildeter Bäuerinnen.

Diese Ergebnisse zeigen deutlich, dass es nicht dieselbe Geografie, derselbe Staat, dieselbe Religion oder Sprache ist, die kulturelle Praktiken und kulturelle Vorstellungen definieren – es sind die Lebensstile und alltäglichen Handlungen, die durch den soziodemografischen Kontext mit dem Niveau der formalen Bildung als Fahnenträger hergestellt werden. Mit dem Anstieg des Niveaus der formalen Bildung entstehen bei Menschen, die die gleichen kulturellen Wurzeln haben, neue elterliche Strategien.

Diese hier berichteten wie auch Befunde aus anderen Forschungslabors machen auch deutlich, dass Autonomie und Verbundenheit unterschiedlich zusammenwirken können. Die höher gebildeten kamerunischen und indischen Frauen nehmen in ihren Sozialisationsstrategien Mittelstellungen ein, sie zeigen mehr distales Verhalten als die jeweiligen Bäuerinnen, aber weniger als die westlichen Mittelschichtfrauen. Sie haben weniger proximales Verhalten als die Bäuerinnen, aber mehr als die westlichen Mittelschichtfamilien. Das heißt, es ist nicht nur eine Kombination von Stilen, sondern es entsteht etwas Neues. Da natürlich die Variationsmöglichkeiten solcher Zwischenformen weitaus größer sind als die Variation rund um die Prototypen, sprechen wir hier von hybriden Typen. Çiğdem Kağıtçıbaşi von der Koç Universität in Istanbul meint allerdings, dass wir es hier mit einem dritten Prototypen zu tun haben, und geht auch noch weiter, indem sie dies bewertet. Sie argumentiert, dass »autonome Verbundenheit«, wie sie dieses Muster nennt, die gesündere Form der Anpassung, des Lebens sei (Kağıtçıbaşi 2007). Sie zitiert vielfache Belege dafür, dass Menschen, die sowohl autonom handeln können als auch feste Bindungen an andere Menschen haben, das emotional stabilere und psychisch gesündere Lebensmodell realisieren. Ob es sich nun um einen dritten Prototypen handelt oder um ein hybrides Modell können wir hier nicht klären. Wichtig ist jedoch, dass es diese Mischformen gibt, die den Veränderungen im Lebensumfeld Rechnung tragen. Daher sind diese Mischformen auch für Familien mit Migrationshintergrund bedeutsam. Familien aus dörflichen Lebenszusammenhängen mit niedrigen Niveaus formaler Bildung kommen mit einem relational hierarchischen kulturellen Modell in eine öffentliche Kultur, die an psychologischer Autonomie orientiert ist. Wie wir gesehen haben, sind die Werte und Normen, die mit den kulturellen Modellen verknüpft sind, sehr stabil in dem Konzept von sich selbst verankert und daher sehr veränderungsresistent. Es kann also nicht darum gehen, dass Menschen, die nach Deutschland, wie auch in andere aufnehmende Kulturen einwandern, die Herkunftskultur aufgeben und nahtlos mit der neuen Kultur ersetzen – das ist nicht möglich und kann keine gesunde Strategie sein. Das wird durch traurige Befunde belegt. So fiel vor einigen Jahren in Kanada auf, dass in bestimmten indianischen Reservaten die Selbstmordrate junger Menschen sehr hoch lag, weit über dem Landesdurchschnitt. In anderen indianischen Reservaten war die Selbstmordrate dagegen unterdurchschnittlich. Eine genaue Analyse aller Faktoren ergab, dass in den Reservaten mit den hohen Selbstmordzahlen keinerlei kulturelle Traditionen der indianischen Herkunft gepflegt wurden und das

Variationen und Zwischenformen

Leben ganz an der öffentlichen kanadischen Kultur orientiert und danach organisiert war. In den Reservaten mit niedrigen Selbstmordzahlen dagegen wurde der Bewahrung der Stammestraditionen ein großer Raum gewährt und war selbstverständlicher Teil des Alltaglebens (Chandler u. Lalonde 2008). Natürlich waren diese Menschen auch mit ihren Jobs und dem öffentlichen System in den kanadischen Alltag integriert, sie hatten aber den Raum, beide Kulturen zu leben. Diese Befunde wurden sehr beachtet, weil sie doch deutlich zeigen, dass es nicht gesund ist, die kulturellen Wurzeln abzuschneiden oder zu verleugnen und dass dies zu Identitätsverlust und Perspektivlosigkeit führen kann. Genau das ist aber häufig die Situation, in der sich Migranten mit einem relationalen kulturellen Modell in unserem öffentlichen Leben befinden. Viele relationale Familien möchten daher nichts von ihrem Familienleben preisgeben, nicht die respektvolle Begrüßung der Mutter mit Handkuss und nicht das motorische Training mit dem »Spinnenwagen«. Das führt zu Rückzug und Isolation und im Extremfall zu Parallelwelten.

Was bedeutet Integration wirklich?

Wir müssen den Begriff der Integration in multikulturellen Gesellschaften konsequent erweitern, so dass Altes bewahrt werden kann und Neues erworben wird. Dies ist in wissenschaftlichen Definitionen durchaus vorhanden, im gesellschaftlichen und politischen Diskurs dominiert jedoch allzu oft die Einbahnstraße. Unsere Hausaufgabe als Personen wie auch als Institutionen des öffentlichen Lebens besteht darin, zunächst einmal zu akzeptieren, dass das, was anders ist, nicht zwangsläufig ein Defizit darstellt – selbst wenn wir mit unserer kulturellen Brille es nicht für möglich halten, z. B. zuhause eine respektvolle, ja sogar unterwürfige Tochter zu sein und im Geschäftsleben eine knallharte Businessfrau. Unzählige Frauen und Männer in der Mehrheitswelt leben mit solchen doppelten Identitäten ein sehr erfülltes Leben.

Das, was zusammen passt und was nicht, ist ebenfalls Teil eines kulturellen Universums. In unserer Welt der stabilen Persönlichkeitsmerkmale ist Konsistenz der Haltungen und Meinungen unabdingbar und Teil unserer Definition psychischer Gesundheit. Wir können nicht heute etwas anderes behaupten als gestern, das macht uns im einfachsten Fall unglaubwürdig und kann in ungünstigeren Fällen in psychiatrische Diagnosen Eingang finden. Diese Konsistenz von Meinungen und Haltungen ist wesentlicher Teil des kulturellen Modells der psychologischen Autonomie, wo der Aufbau einer konsistenten inneren Welt eine wichtige Entwicklungsaufgabe ist. In anderen kulturellen Milieus ist es aber gerade die situative Flexibilität, die Anpassung an die jeweilige Situation, die Kompetenz und Reife definiert – das bedeutet, dass es durchaus sein kann, unterschiedliche Meinungen von derselben Person in derselben Sache zu hören, wenn die Kontexte und die beteiligten Personen unterschiedlich sind.

Diese unterschiedlichen Haltungen haben substanzielle Konsequenzen auch auf die öffentliche Erziehung in deutschen Kindertageseinrichtungen. Kann nicht das scheinbar schüchterne, zurückhaltende Kind ein autonomer Lerner sein mit guten Leistungserfolgen? Immerhin zeigen die Schulleistungsvergleichsstudien, dass die ostasiatischen Kinder, die ja genau auch diese Bescheidenheit und Zurückhaltung leben, sehr gute Leistungen erzielen. Oder aber, sind nicht auch viele deutsche Mittelschichtkinder mit dem Bombardement an Entscheidungen, die sie zu treffen haben, überfordert? Was für uns hier wichtig ist, ist, dass wir unsere Vorstellungen von Entwicklung und Erziehung grundsätzlich hinterfragen und neu verorten müssen. Wir bewerten im Kontext der frühen Entwicklung, Bildung und Erziehung unhinterfragte politische Haltungen, die Ausdruck des gegenwärtigen Zeitgeists sind und versuchen sie, mehr schlecht als recht, wissenschaftlich zu begründen mit Untersuchungen, die dann lediglich unser kulturelles Modell replizieren. Das ist jetzt natürlich sehr schwarz gemalt. Mit vereinten Kräften sollten wir daran arbeiten, dass Kitas und natürlich auch alle weiterführenden Bildungseinrichtungen Orte sind, in die alle Kinder gerne gehen und wo alle davon profitieren, dass unterschiedliche Menschen unterschiedliche Ressourcen mitbringen. Kinder mit Migrationshintergrund werden häufig mit Kindern aus »Problemfamilien« oder mit besonderem Förderbedarf und somit als Menschen mit besonderen Defiziten gesehen, für die die Gesellschaft etwas tun soll und muss. Um die Situation nachhaltig zu verbessern, müssen wir die Ressourcen aller Gruppen in den Vordergrund stellen. Das setzt an den Haltungen an, die wir einnehmen. Wir müssen fremde Praktiken und Gebräuche mit Neugier kennenlernen und hinterfragen. Warum trainiert Familie X das Laufenlernen ihrer Tochter – woher kennen sie die dazu notwendigen Praktiken, was bedeutet es für sie, das zu tun – was würde es bedeuten, es nicht zu tun, wie bewerten sie das, was sie in der deutschen Öffentlichkeit beobachten? Wissen sie, warum sich deutsche Familien so oder so mit ihren kleinen Kindern beschäftigen? Dazu gehört es auch, in gleicher Weise zu hinterfragen, woher haben wir unsere Überzeugung, dass dies schädlich sei. Wie kommt der Kinderarzt zu seiner Meinung, wie war das in unserer Eltern- und Großelterngeneration usw. usw. In den USA gibt es ein sehr erfolgreiches interkulturelles Programm »Bridging Cultures« – also Brücken zwischen Kulturen schlagen (Trumbull et al. 2001). Dabei geht

Entscheidungskultur

es darum, dass sich die euroamerikanische, an psychologischer Autonomie orientierte öffentliche Kultur und die Familienkultur der mittelamerikanischen Einwanderer, die hierarchisch relational ist, gegenseitig kennen und verstehen lernen, und zwar im Alltag von Vorschulen und Grundschulen. In einem ersten Schritt werden Vorschullehrer und Vorschullehrerinnen und Lehrer und Lehrerinnen über die Werte, Ziele und Normen der lateinamerikanischen Einwandererfamilien informiert, also das hierarchisch relationale Familienmodell erläutert. Warum sind Höflichkeit und Zurückhaltung so wichtig für das Familienleben? Warum schämte sich der mexikanische Vater aus einem Dorf in der Nähe von Guadalajara, als die Lehrerin ihm sagte, seine Tochter habe Fortschritte gemacht und beteilige sich jetzt viel besser am Unterricht? Was bedeutet es, die Welt mit relationalen Augen zu sehen, dass z. B. das Benutzen der Stifte des Nachbarkindes in der Klasse nicht als Verletzung von Besitz gesehen wird, sondern als Teilen selbstverständlich angenommener gemeinsamer Ressourcen. In einem zweiten Schritt sammelten die Lehrer und Lehrerinnen alltägliche Vorkommnisse, die solche Missverständnisse beinhalteten und konnten sie mit den Supervisoren und Gruppenleitern analysieren und besprechen. Das zweite wichtige Standbein für den Erfolg des Programms ist die Elternarbeit. In gleicher Weise wurden die Eltern über das Modell der psychologischen Autonomie informiert und warum es für den Schulerfolg wichtig ist, durchsetzungsfähig, selbstbestimmt und aktiv teilnehmend zu sein. Auch die Eltern sammelten Situationen, in denen sie sich missverstanden fühlten oder hilflos, z. B., warum es ihnen untersagt wurde, mit ihren anderen Kindern zu dem Schulfrühstück zu kommen und daran teilzunehmen. Sie konnten diese Situationen in gleicher Weise besprechen und analysieren, Schließlich haben sich Eltern und Lehrer derselben Schulen zusammengesetzt, z. B. bei einem gemeinsamen Frühstück, und überlegt, wie sie gemeinsam daran arbeiten können, die Bildungschancen ihrer Kinder bestmöglich zu unterstützen. Solche Programme sind vielversprechend. Viele andere Zugangsmöglichkeiten sind denkbar und müssen entwickelt werden. Es geht darum, die Welt mit anderen Augen zu sehen, um nicht mehr, aber auch nicht um weniger.

Brücken zwischen Kulturen

Literaturverzeichnis

Ahnert L (2010) Wieviel Mutter braucht ein Kind? Spektrum Akademischer Verlag, Heidelberg

Ainsworth MDS, Blehar MC, Waters E et al. (1978) Patterns of attachment: A psychological study of the strange situation [Bindungsmuster: Eine psychologische Studie der Fremden Situation]. Erlbaum, Hillsdale, NJ, USA

Bayramoglu M (2009) Feeding behaviour of migrant Turkish mothers in Germany [Fütterverhalten türkischer Migrantinnen in Deutschland]. Poster präsentiert auf dem 7th European Congress of Community Psychology, 29.–30. Oktober.

Bischof N (1996) Das Kraftfeld der Mythen. Signale aus der Zeit, in der wir die Welt erschaffen haben. Piper, München

Borke J, Lamm B, Eickhorst A et al. (2007) Father-infant interaction, and parental ideas about early child care and their consequences for the timing of children's self recognition [Vater-Kind-Interaktioinen und elterliche Ideen über frühkindliche Pflege und deren Folgen für den Zeitpunkt des kindlichen Selbsterkennens]. Journal of Genetic Psychology 168(4):365–379

Bowlby J (1969) Attachment and loss, vol 1: Attachment [Bindung und Verlust, Bd 1: Bindung]. Basic Books, New York

Bowlby J. (1988) A secure base: parent-child attachment and healthy human development [Die sichere Basis: Eltern-Kind-Bindung und die gesunde Entwicklung des Menschen]. Basic Books, New York

Bühler C, Hetzer H (1932) Kleinkindertest. Entwicklungstest für das erste bis sechste Lebensjahr. Hirstel, Leipzig

Bundeszentrale für gesundheitliche Aufklärung (Hrsg) (2007) Das Baby. Bundeszentrale für gesundheitliche Aufklärung, Köln

Chandler MJ, Lalonde CE (2008) Cultural continuity as a protective factor against suicide in first nations youth. Horizons – A special issue on Aboriginal youth, hope or heartbreak [Kulturelle Kontinuität als protektiver Faktor gegen Selbstmord bei Jugendlichen der ersten Nation. Horizonte – eine Sonderausgabe über die Jugend, Hoffnung und gebrochene Herzen der Ureinwohner]. Aboriginal Youth and Canada's Future 10(1):68–72

Chasiotis A, Keller H (1995) Kulturvergleichende Entwicklungspsychologie und evolutionäre Sozialisationsforschung. In: Trommsdorff G. (Hrsg) Kindheit und Jugend in verschiedenen Kulturen. Entwicklung und Sozialisation in kulturvergleichender Sicht (S. 21–42). Juvanta Verlag, Weinheim/München, S 21–42

Curtis P (2008) Type of buggy can affect baby development, study finds [Die Art des Buggys kann die Entwicklung des Babys beeinflussen]. The Guardian, 21.11.2008

De Waal FBM (2003) Silent invasion: Imanishi's primatology and cultural bias in science [Stille Invasion: Imanishis Primatologie und kulturelle Voreinstellungen in der Wissenschaft]. Animal Cognition 6:293–299

Demuth C (2008) Talking to infants: How culture is instantiated in early mother-infant interactions. The case of Cameroonian farming Nso and North German middle-class families [Reden mit Kindern: Wie Kultur in frühe Mutter-Kind-Interaktionen eingeführt wird. Der Fall der kamerunischen Farmer der Nso und norddeutscher Mittelschichtfamilien]. Dissertation, Universität Osnabrück, Fachbereich Humanwissenschaften, Fachgebiet Entwicklung und Kultur

Eickhorst A, Lamm B, Borke J et al. (2008) Fatherhood in different decades. Father-infant interactions and paternal ideas of German fathers in 1977 and 2001 [Vaterschaft in verschiedenen Epochen. Vater-Kind-Interaktionen und elterliche Ideen deutscher Väter 1977 und 2001]. The European Journal of Developmental Psycholoy 5(1):92–107

Everett D (2010) Das glücklichste Volk. Sieben Jahre bei den Pirahã-Indianern. Deutsche Verlags-Anstalt, München

Greenfield PM (1997) You can't take it with you: Why ability assessments don't cross cultures [Du kannst es nicht mitnehmen: Warum Eignungstest nicht auf andere Kulturen übertragbar sind]. American Psychologist 52:1115–1124

Literaturverzeichnis

Hebb DO (1980) D. O. Hebb. In: Lindzey G (ed) A history of psychology in autobiography [Die Geschichte der Psychologie in Autobiographien]. Freeman, San Francisco, Bd 7, S 273–303

Hill K, Hurdato AM (1996) Aché life history. The ecology and demography of a foraging people [Die Lebensgeschichte der Aché. Die Ökologie und Demografie eines Jägervolkes]. Walter de Gruyter, New York

Hrdy SB (1993) Geschlechtliche Ungleichheit in Natur und Geschichte: Zum Stand der Auseinandersetzung über die »biologischen Ursprünge« am Ende der achtziger Jahre. In: E. Voland (Hrsg) Evolution und Anpassung. Warum die Vergangenheit die Gegenwart erklärt. Hirzel, Stuttgart, S 263–280

Hrdy SB (2009) Mothers and Others: The evolutionary origins of mutual understanding [Mütter und andere: Die evolutionären Ursprünge gemeinschaftlichen Verstehens]. Harvard University Press, Cambridge, GB

Hrdy SB (2010) Mutter Natur. Die weibliche Seite der Evolution. Berlin Verlag, Berlin

Van IJzendoorn MH, Dijkstra J, Bus AG (1995) Attachment, intelligence and language: A meta-analysis [Bindung, Intelligenz und Sprache: eine Metaanalyse]. Social Development 4(2):115–128

Kağıtçıbaşı C (2007) Individualism and collectivism [Individualismus und Kollektivismus]. In: Berry JW, Segall MH, Kağıtçıbaşı C (eds) Handbook of cross-cultural psychology, vol 3: Social behavior and application [Handbuch der kulturvergleichenden Psychologie, Bd 3: Soziales Verhalten und Anwendung]. Allyn & Bacon, Boston, pp 1–49

Keller H (2008). Kultur und Bindung. In: Ahnert L (Hrsg) Frühe Bindung. Entstehung und Entwicklung. Reinhardt, München, S 110–124

Keller H, Demuth C, Yovsi RD (2008) The multi-voicedness of independence and interdependence – The case of Cameroonian Nso – Der Fall der kamerunischen Nso [Die Vielstimmigkeit von Unabhängigkeit und Abhängigkeit]. Culture and Psychology 14(1):115–144

Keller H, Kärtner J, Borke J et al. (2005) Parenting styles and the development of the categorial self. A longitudinal study of mirror self recognition in Cameroonian Nso farming and German families [Elterliche Stile und die Entwicklung des kategorialen Selbst. Eine Längsschnittstudie des Selbsterkennens im Spiegel bei kamerunischen Farmerfamilien der Nso und deutschen Familien]. International Journal of Behavioral Development 29(6):496–504

Keller H, Lamm B (2010) Culture, parenting, and the development of jealousy [Kultur, Elternerziehung und die Entwicklung von Eifersucht]. In: Legerstee M, Hart S (eds) Handbook of jealousy: Theories, principles, and multidisciplinary approaches [Handbuch der Eifersucht: Theorien, Prinzipien und interdisziplinäre Annäherungen]. Wiley, New York

Keller H, Yovsi RD, Borke J et al. (2004) Developmental consequences of early parenting experiences: Self regulation and self recognition in three cultural communities [Entwicklungskonsequenzen früher Erziehungserfahrungen: Selbstregulation und Selbsterkennen in drei kulturellen Gesellschaften]. Child Development 75(6):1745–1760

Lamb ME, Tamis-Lemonda CS (2004) The role of the father: An introduction [Die Rolle des Vaters: Eine Einführung]. In: Lamb ME (ed) The role of the father in child development [Die Rolle des Vaters für die kindliche Entwicklung]. Wiley, Hoboken NJ, USA, S 1–31

Lamm B (2008) Children's idea about infant care: A comparison of rural Nso children from Cameroon and German middle class children [Kindliche Vorstellungen über Kinderbetreuung: Ein Vergleich bäuerlicher Kinder der Nso aus Kamerun und deutschen Mittelklassekindern]. Dissertation, Universität Osnabrück, Fachbereich Humanwissenschaften, http://elib.ub.uni-osnabrueck.de/publications/diss/E-Diss808_thesis.pdf

Lamm B (2010) Die Bedeutung der Geschwister in der frühen Kindheit. In: Keller H (Hrsg) Handbuch der Kleinkindforschung. Huber, Bern

Lamm B, Keller H (im Druck) Väter im Kulturvergleich. In: Walter H & Eickhorst A (Hrsg) Das Väterhandbuch. Psychosozial-Verlag, Gießen

LeVine RA (2002) Contexts and culture in psychological research [Kontexte und Kultur in der Kulturwissenschaft]. New Directions for Child and Development 96:101–106

LeVine RA (2008) Eine Landkarte der Zeit. Wie Kulturen mit der Zeit umgehen. 14. Aufl. Piper, München

LeVine RA, Norman K (2001) The infant's acquisition of culture: Early attachment reexamined in anthropological perspective [Das kindliche Erlernen von Kultur: Frühe Bindung aus anthropologischer Perspektive nachgeprüft]. In: Moore CC, Mathews HF (eds) The psychology of cultural experience [Die Psychologie kultureller Erfahrungen]. Cambridge University Press, Cambridge, S 83–104

Lewin K (1947) There is nothing as practical as a good theory [Es gibt nichts Praktischeres als eine gute Theorie]. In: Cartwright D (hrsg) Field theory in social science, selected theoretical papers, 1951 [Feldtheorie in den Sozialwissenschaften, ausgewählte Theoriebeiträge, 1951]. Harper & Row, New York, S 169

MacDonald KB (1992) Warmth as a developmental construct: An evolutionary analysis [Wärme als Entwicklungskonstrukt: eine evolutionäre Analyse]. Child Development 63:753–773

Meili Dworetzki G (1981) Kulturelle Bedingungen des Zeichenstils und seines Wandels. In: Foppa K, Groner R (Hrsg) Kognitive Strukturen und ihre Entwicklung. Huber, Bern

Meins E, Fernyhough C, Weinwright R et al. (2002) Maternal mind-mindedness and attachment security as predictors of theory of mind understanding [Mütterliches «mind-mindedness» und Bindungssicherheit als Prediktoren des Verstehens der «theory of mind»]. Child Development 73:1715–1726

Michaelis R (2010) Paradigmen der kindlichen Entwicklung. In: Keller H (Hrsg) Handbuch der Kleinkindforschung. Huber, Bern

Miller P J, Wiley AR, Fung H, Liang CH (1997) Personal storytelling as a medium of socialization in Chinese and American families [Privates Geschichtenerzählen als Medium der Sozialisation in chinesischen und amerikanischen Familien]. Child Development 68(3):557–568

Nunes T, Schliemannm AD, Carraher DW (1993). Street mathematics and school mathematics (Learning in doing: social, cognitive and computational perspectives) [Straßenmathematik und Schulmathematik (Lernen durch Tuen: soziale, kognitive und rechnerische Perspektiven]. Cambridge University Press, Cambridge, UK

Ochs E, Izquierdo C (2009) Responsibility in childhood: Three developmental trajectories [Verantwortung in der Kindheit: Drei Entwicklungspfade]. Ethos 37(4):391–413

Otto H (2008) Culture-specific attachment strategies in the Cameroonian Nso: Cultural solutions to a universal developmental task [Kulturspezifische Bindungsstrategien bei den kamerunischen Nso: Kulturelle Lösungen für eine universelle Entwicklungsaufgabe]. Unveröffentlichte Dissertation, Universität Osnabrück, Fachbereich Humanwissenschaften, Fachgebiet Entwicklung und Kultur.

Rübeling H, Keller H, Yovsi RD et al. (im Druck) Children's drawings of the self as an expression of cultural conceptions of the self [Kinderzeichnungen von sich selbst als Ausdruck kultureller Selbstkonzepte]. Journal of Cross-Cultural Psychology

Schrader W (2003) Die Eigenart der Kinderzeichnung: Erkennen – verstehen – fördern. Schneider-Verlag Hohengehren, Baltmannsweiler

Smedslund J (1984) The invisible obvious: Culture in Psychology [Das unsichtbare Verständliche: Kultur in der Psychologie]. Advances in Psychology, 18:443–452

Literaturverzeichnis

Statistisches Bundesamt (Hrsg) (2010) Jahresbericht 2009. Statistisches Bundesamt, Wiesbaden
Taylor C (1989) Sources of the self: The making of modern identity [Quellen des Selbst: Das Entstehen einer modernen Identität]. Harvard University Press, Cambridge, Mass., USA
Trumbull E, Rothstein-Fisch C, Greenfield G et al. (2001) Bridging cultures between home and school: A guide for teachers [Brücken bauen zwischen den häuslichen und schulischen Kulturen. Ein Handbuch für Lehrer]. Erlbaum, Mahwah, NJ, USA
Voland P, Paul A (2010) Die soziobiologische Perspektive: Eltern-Kind-Beziehungen im evolutionären Kontext. Huber, Bern
Watson JB (1928) Psychological care of infant and child [Psychologische Betreuung von Kleinkindern und Kindern]. Norton & Co., New York
Wermke K (2010) Säuglingsschreien und seine Entwicklungskonsequenzen. In: Keller H (Hrsg) Handbuch der Kleinkindforschung. 4. Aufl. Huber, Bern
Yovsi RD (2003) An investigation of breastfeeding and mother-infant interactions in the face of cultural taboos and belief systems. The case of Nso and Fulani mothers and their infants of 3–5 months of age in Mbvem, Sub-division of the North-west province of Cameroon [Die Erforschung des Stillens und Mutter-Kind-Interaktionen angesichts kultureller Tabus und Glaubenssysteme. Der Fall der Nso- und Fulani-Mütter und ihren Kleinkindern im Alter von 3 bis 5 Monate in Mbvem, einer Region im Nordwesten Kameruns]. Lit, Münster
Yovsi RD, Kärtner J, Keller H, Lohaus A (2009). Maternal interactional quality in two cultural environments [Mütterliche Interaktionsqualität in zwei kulturellen Umwelten]. Journal of Cross Cultural Psychology, 40(4):701–707

Internet-Links

http://nifbe.de/pages/das-institut/forschung/entwicklung.../projekte/baby-sprechstunde.php?searchresult=1&sstring=Babysprechstund; Zugegriffen: 28.06.2010
www.berlin-institut.org; Zugegriffen: 23.08.2010
www.bmfsfj.de; Zugegriffen: 23.08.2010
www.fit-fuer-den-start.de/pages/vaeter-an-den-start.php; Zugegriffen: 28.06.2010
www.un.org/esa/population/publications/worldfertility/World_Fertility_Report.htm; Zugegriffen: 23.08.2010
www.ursachenstiftung.de; Zugegriffen: 28.06.2010
www.vaeter.de; Zugegriffen: 28.06.2010

Stichwortverzeichnis

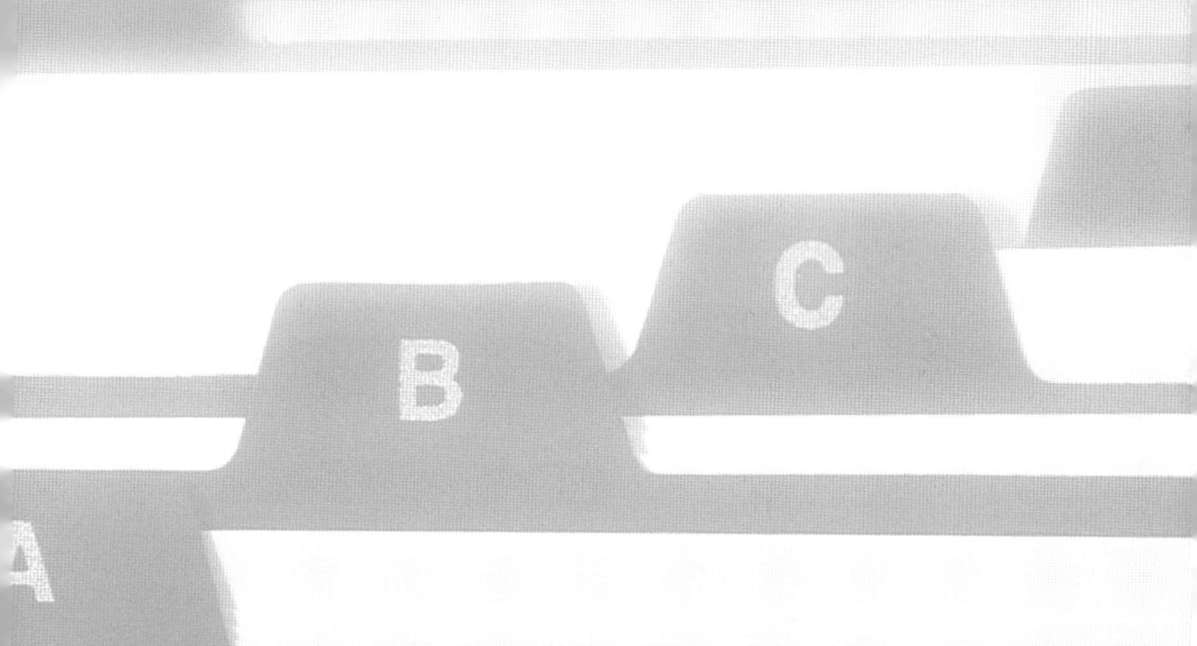

Stichwortverzeichnis

A

Akkulturation 134
Alltag als gelebte Kultur 140
Alltagskultur 6
Anpassungsmuster 27
Aufmerksamkeit 41
Autonomie 16, 19
- kindzentriert 55
- psychologische 54, 71, 121, 141, 148, 152
Autonomiedilemma 145

B

Baby, selbstbestimmtes 52
Babypflege 102
Babysitter 59
Babytalk 75
Bayley-Test 95
Behaviorismus 102
Betreuungssysteme, soziale 61
Beziehungsregulation 107
Bezogenheit 16
Bezugspersonen 58, 86, 116
Bildungseinrichtungen 140
Bildungsniveau 5
Bindung 104
Bindungssicherheit 104
Bindungstheorie 103
Blickkontakt 73, 154
Buggy 27

D

Dialog 52

E

Elaboriertheit 73
elterliche Ethnotheorien 26
elterliche Investitionen 34
Elternstrategien 24
emotionale Expressivität 78
emotionale Kontrolle 81
emotionale Neutralität 109
Emotionalität
- negative 44
- positive 44, 79
Emotionsregulation 107

Entwicklungsaufgaben 14
Entwicklungsergebnisse 94
Entwicklungsfahrplan 82
Entwicklungstests 96
Erzieherinnen 149
Erziehungs- und Bildungsprogramme 137
Erziehungsstil 145
Erziehungstheorien 148
Erziehungsziele 19
Ethnotheorien 141, 148
Evaluation 73
Evolution 6

F

Face-to-face-System 36
Familienökonomie 114
formale Bildung 8
frühe Handlungskompetenz 112
frühe Konversation 52
Fulani 88
Fürsorgemotivation 34

G

Gehhilfe 66
Geschwister 59
Gujarat 40

H

hierarchisch relationalen Perspektive 148

I

Identität 110
Individualität 78
Inklusion 4
Integration 158
Interaktionsmechanismen 41
Interaktionsstrategien 154

K

Kinder mit Migrationshintergrund 159
Kinderarbeit 117
Kinderzeichnung 126
Kindheit, frühe 4
kindliche Erinnerung 120
kindliche Verantwortlichkeiten 115
Kindzentriertheit 105
Kitaalltag 143
Kommunikation
- handlungsbezogene 76
- nonverbale 75
- vokale 76
Kommunikationsmuster 38
Komponentenmodell des Elternverhaltens 34
Kontingenz 43
Kontingenzspiele 70
Konversationsstil
- mütterlicher 122
Konversationsstrukturen 120
Kopffüßler 126
Körperkontakt 154
Körperkontaktsystem 35
Körperstimulation 36, 66
Kultur 11, 94
kulturelle Menschenbilder 11
kulturelle Modelle 138
kulturelle Offenheit 140
kulturelle Prototypen 10
kulturelle Traditionen 11
kulturelles Lernen 83
kulturelles Wissen 96

L

Lernen im alltäglichen Kontext 113

M

Menschzeichnung 126
- kulturelle Variationen 127
Migration 134
Mittelschicht 5
Motorik 98
motorische Entwicklung 95, 97
motorische Koordination 114
multikultureller Alltag 150
Mutter-Kind-Symbiose 135
mütterliche Sensitivität 104

Stichwortverzeichnis

N
Nso 45
Nso-Vorschullehrerinnen 149

O
Objektstimulationssystem 36
öffentliche Erziehung 159
öffentliche Erziehungskultur 145

P
primäres Pflegesystem 34
Prinzip der unmittelbaren Erfahrung 110

R
Rahmenpläne 141
Rajput 40
Regeln lernen 143
relationale Anpassung 112
Reproduktion 9

S
Schlafarrangements 155
Schreien, kulturspezifisches 80
Selbst
– hierarchisch relationales 123
– kategoriales 117
– symbiotisches 118
Selbstkonzept 117, 129
selbstständiges Essen 136
soziale Regulation 129

sozialemotionale Entwicklung 103
Sozialisationsdruck 66
Sozialisationsstrategie
– proximale 58
Sozialisationsstrategie, distale 50
Sozialisationsstrategien 29, 157
– kulturelle 82
Sozialisationsziele 87, 152
soziodemografische Merkmale 8
soziodemografischer Kontext 152
soziokultureller Kontext 24
Spielzeug 68
Sprache 98
Sprachentwicklung 94
Spracherwerb 72
sprachliche Elaboriertheit 118
Sprachstile 118
Sprachumwelt 37, 122
Stillen 107
Stimulation
– motorische 36, 62, 67, 136
Strategie
– distale 64
– proximale 61
Strategie, Anpassungsstrategie 14
Strategie, elterliche Sozialisationsstrategien 24
Strategie, qualitative 9
Strategie, quantitative 9
Strategie, Reproduktionsstrategien 9
System
– hierarchisches 135

T
Training
– kognitives 68
– Laufen 66
– motorisches 66
– Sitztraining 66

U
Umwelt 4

V
Väter
– Pflichten und Aufgaben 89
– Sozialisationspraktiken 90
väterliche Investitionen 86
verbaler Verhandlungsstil 144
Verbundenheit 19
– hierarchische 64, 152
Verhaltensstrategien 27
Verschiedenheit 4

W
Wärme 44
Werte und Normen 141

Z
Ziele und Normen 160

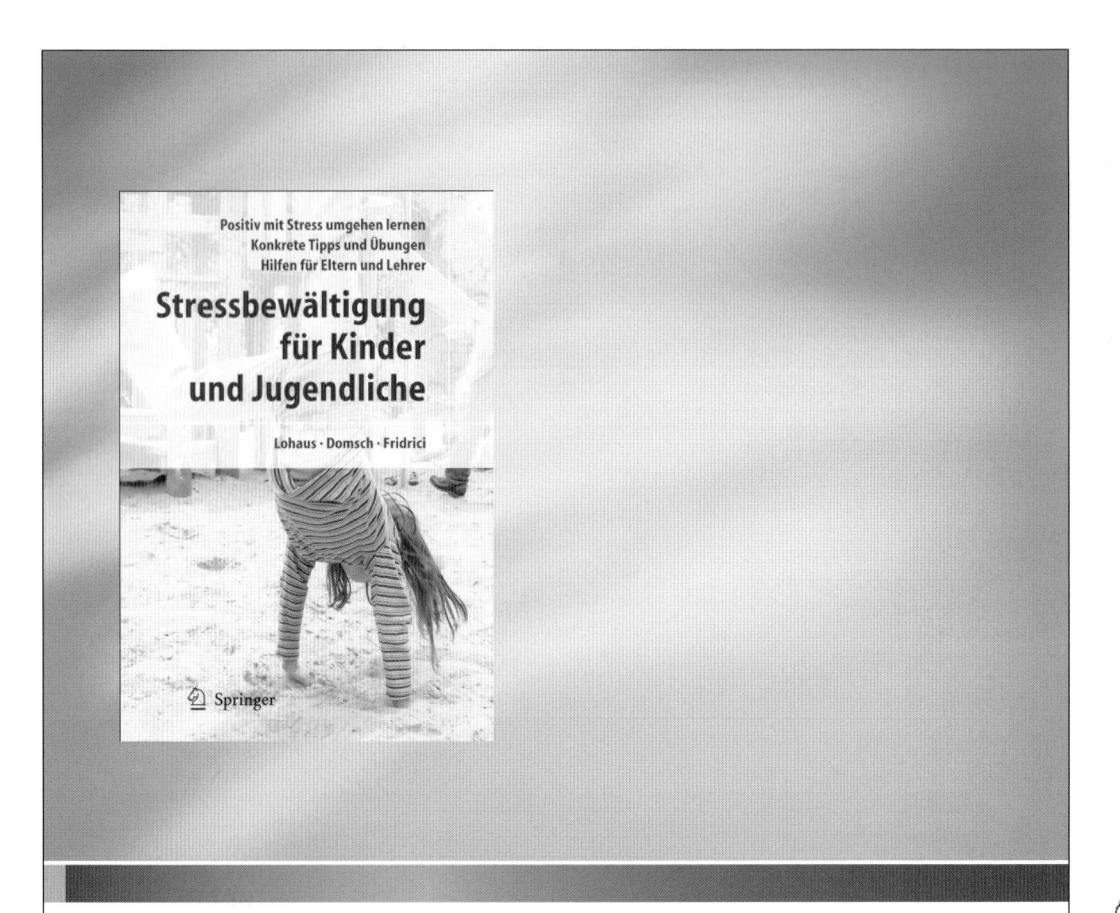

So jung – und schon gestresst?

- Ratgeber renommierter Experten
- Für die Eltern stressgeplagter Kinder
- Tipps und Übungen zur Selbsthilfe
- Mit dem Stress der Kinder und eigenem Stress umgehen

2007. 250 S. 23 Abb. Brosch.
€ (D) **24,95**; € (A) 25,65; sFr 33,50
ISBN 978-3-540-73942-5

springer.de

Springer

Printing: Ten Brink, Meppel, The Netherlands
Binding: Stürtz, Würzburg, Germany